LA VIDA ES SIMPLE....

CONÉCTATE CON TU CORAZÓN

Gracias a mi madre,
por traerme a esta vida,
porque se cuidó nueve meses
para no perder a ese hijo
que debía llegar a este mundo.
Gracias Mamá Lucia.

Gracias a mi esposa Carolina,
a mis hijos Pablo y Andrea,
por su amor incondicional,
y por todos estos años
que hemos compartido en esta vida.
Gracias, muchas gracias a mi familia

INDICE

"Lo bonito de tu vida está frente a ti.

Pero lo más bello de tu vida, está dentro de ti"

PROLOGO

La vida es simple... conéctate con tu corazón, es un libro donde encontrarás cómo poder cambiar la percepción que tienes de tu vida, a través de los ojos del corazón.

Este es un viaje por la mente y su funcionamiento, luego te lleva a tu corazón y te enseña todo lo que no sabías de este órgano maravilloso que nos regaló el creador. Además de mantenernos con vida, nos regala la posibilidad de vivir en armonía y felicidad.

En una primera parte se relata como la mente, con su personaje protagónico el Ego, tal como un caballo con anteojeras, nos hace ver la vida desde un solamente punto de vista. Como la mente nos hace ver la vida desde la perspectiva del sacrificio, apegados al sufrimiento y al dolor, debido a nos sentimos separados del resto de la humanidad y de la naturaleza.

El ser humano desde el momento en que se separó de su entorno natural, esto es, de los animales, las plantas, y de los minerales, se deshumanizó, es decir se transformó en un ser inhumano, donde su visión, o forma de ver la vida, existe únicamente desde lo material. Así, comenzó a preocuparse solamente de lo externo y para ello, se apoyó en su mente y en su ego.

Este libro es un viaje a un lugar de tu Ser, donde descubrirás que la mente y el Ego no lo son todo, como hasta ahora seguramente te lo han enseñado, sino que existe otra parte de nuestro Ser, aún más importante que la mente, donde es posible encontrar la felicidad, y este lugar es el corazón.

Atendiendo a que el viaje por este camino sea placentero para ti, he trataré de ir mostrándote las diferentes partes del paisaje de manera simple y lo más didáctico posible, con el fin que sea fácil de comprender y lo puedas poner en práctica en tu vida.

Verás que al recorrer este camino, comenzarás a observar la simpleza de la vida en cada día de tu existencia. Cuando veas la vida desde otro punto de vista, de manera simple y armónica, los problemas ya no serán problemas, sino que se convertirán en aprendizajes.

Observarás que si cada día de tu vida emites energías positivas de amor, perdón, agradecimiento, compasión, confianza, amabilidad, etc., tendrás en recompensa las mismas energías positivas y tu vida será una experiencia simple y maravillosa.

En este viaje descubrirás que hay otro mundo más allá de tu mente, un mundo donde la felicidad existe en forma permanente, donde podrás disfrutar de cada segundo que vives, y experimentarás un mundo donde aflorará la compasión y el amor hacia ti y hacia el prójimo. Comenzarás a amar a tu Ser y luego seguirás por tu entorno familiar. Este viaje será una maravillosa experiencia de tu sanación interior.

Una vez escuche este cuento y lo quiero compartir contigo:
Una vez un hombre caminaba por la playa y reparó que a lo lejos un joven se agachaba a cada momento, y recogía algo de la arena y lo lanzaba al mar. El niño repetía este ejercicio una y otra vez...

Tan pronto como se fue aproximando, se dio cuenta de que el joven recogía unas frágiles estrellitas de mar que estaban en la playa, debido a la marea alta. Una a una las arrojaba de nuevo al mar, con gran paciencia.

Intrigado el hombre, le preguntó por qué estaba haciendo eso y el joven respondió: – Estoy devolviendo estas estrellas de mar al agua. Como ves, la marea está baja y si no las arrojo rápido, morirán aquí -.

- Entiendo, le dijo el hombre, mientras se sonreía - pero debe haber millones de estrellitas de mar sobre la playa y nunca podrías devolverlas a todas. ¡Son demasiadas! Quizás no te hayas dado cuenta de que esto mismo sucede probablemente en cientos de playas a lo largo de la costa. ¿Acaso no estás haciendo algo que no tiene sentido? –le refutó-.

El joven lo miró y le sonrió, y luego se inclinó, tomó una estrellita de mar y mientras la lanzaba de vuelta al mar le respondió: - Para esta estrella sí tiene sentido… y para esta y está también. El hombre sonrió, se inclinó, tomó una estrella de mar, y mientras decía y para esta… y esta… -

Hay muchos seres que se sienten inconformes con sus vidas, sienten que no hay ninguna salida a sus problemas y se sienten desesperados y frustrados por la vida que llevan.

Por ello, el único objetivo de este libro es ayudar y entregar a lo mejor una luz que pueda cambiar lo necesario en tu vida y para que algún día la veas desde otro ángulo, y tal vez, logres alcanzar la felicidad plena.

El Autor

INTRODUCCION

¿Cuántas veces has pensado que tu vida podría ser de otra forma?

¿Cuántas veces has dicho: ¡¡esta no es la vida que quiero!!?

O has pensado: *¡¡¿cuándo será el día que ya no tenga estos problemas económicos, problemas de trabajo, o problemas de salud !!*, que no te dejan disfrutar tu vida.

O tal vez piensas: *¿por qué no puedo ser feliz?* O tal vez tienes esa percepción que la felicidad solo se toma en tragos pequeños o en gotas y no es posible estar en un estado de felicidad permanente. Y te llegan pensamientos de entrega o rendición y dices: *"Bueno, así es la vida"*

Cada día que vivimos, estamos buscando respuestas a estas preguntas y a veces no encontramos esas respuestas. Estamos tratando de que nuestra vida tenga algo de felicidad. Pero parece que mientras más buscas, mientras más quieres que tu vida sea plena, armónica, en paz, menos lo consigues y todo eso son sólo palabras en la boca de personas que lo único que hablan es de teorías, y piensas que la vida es solo esfuerzo, trabajo, penas, amarguras, con algunos visos de alegría, de felicidad pasajera, que dura menos que una pompa de jabón.

¿Cuántas veces te has levantado en la mañana, sin ganas de hacer nada, con depresión, o como si no hubieses dormido, porque tus pensamientos no te dejan descansar, horadando tu cabeza?

Cada día que vivimos, sentimos que la vida está llena de sacrifico y me recuerdo cuando mis padres me decían: *"En esta vida nada es fácil. Todo cuesta en esta vida"*. O cuando te decían: *"En esta vida nada es regalado, todo es trabajo"* y nos sentimos que cada día que pasa es como subir el Everest, donde todo es sacrificio, trabajo, problemas, dificultades.

Pero, a pesar de todo ello, yo te digo: La vida es simple…

Seguro que te estarás diciendo: *"este tipo no sabe de lo que habla"*. *"Si la vida es una mierda…, llena de problemas, dificultades, infelicidades la mayor parte del tiempo."* *"La vida es complicada"*.

O tal vez estarás pensando: *La vida está llena de gente que lo único que hace es darme problemas. En el trabajo… sólo problemas. En la calle… todos andan estresados, agresivos, peleando por cualquier cosa, agrediendo a medio mundo.*

¡¡¡¡Cómo puedes decir tamaña estupidez, que la vida es simple!!!!

Si lees este libro te demostraré que la vida es simple y sólo tu mente es quién te dice todo lo contrario...

Mi nombre es Gabriel, y hasta hace poco tiempo pensaba igual que tú y también en algún momento de mi vida, dije: *¡¡¡ La vida es una mierda!!!*

He experimentado lo que viven la mayoría de las personas.

Como dicen algunas personas, mi vida ha sido de dulce y agraz. Me quedé sin trabajo varias veces, con dos hijos pequeños. Pasé por momentos alegres, como cuando nacieron mis hijos, o cuando formalicé mi relación con mi esposa. También pasé por situaciones de cesantía o de acoso laboral, donde al final tuve que renunciar al trabajo que tenía en ese momento. Y pensé: *"La vida es un asco"*. En esa época comenzaron a llegar a mi vida pensamientos como: *"¿Porque me pasa esto, si no le hago mal a nadie?"*. *"Dios me has abandonado"*, ya que fui criado bajo las creencias de la religión católica. También me dije: *"La vida es una lucha constante"*. *"La culpa de todo lo que me pasa, es de las otras personas"*. . Así, en mi cabeza repetía esos pensamientos negativos todo el día.

Tuve varias situaciones traumáticas, pero no me daba cuenta lo que la vida me trataba de decir. Junto con esto, comenzaron a aparecer las enfermedades, las dolencias, también a mi esposa. Y decía, *"Es producto de la edad, ya no tengo 20 años".* Pero, seguía siendo una persona que no me daba cuenta, era inconsciente del mensaje de la vida. Les echaba la culpa de todo a las otras personas, a Dios y a la vida también, sin ver realmente lo que ocurría, al igual que un caballo con anteojeras.

Hasta que un día, buscando otras soluciones medicas a mis dolencias y cansado de tomar pastillas para todos mis dolores y síntomas, me acerqué a las terapias naturales para sanarlas y de allí comencé, lentamente, muy lentamente a entrar en el camino de mi sanación. Comencé a ver lo que hasta ese momento no me había percatado. Me di cuenta que mi enfermedad estaba dentro de mí, en mi mente, y en ese momento y comencé a darme cuenta que el cambio sólo estaba en mí. Entonces, advertí que hay otra forma de vivir, otra forma de ver la vida, que hay otra vida.

Ha sido un camino largo y lleno de dudas, de inseguridades, pero, creo que es el camino correcto, porque hoy estoy más viejo y más sano que en aquellos años, sin dolores y sin remedios que tomar, y pensando, ahora, que la vida es maravillosa. Me di cuenta que para sentirse bien y sano, no es necesario ser joven, sino que eliminar todos esos pensamientos negativos que me enfermaban.

Todo comenzó cuando un día que no encontraba solución a mis preocupaciones y mis problemas de todo tipo, y dije: *"Me entrego a la vida, que ella haga lo que quiera conmigo".*

Desde ese momento, lentamente, comencé a darme cuenta que la vida es simple, pero que nuestra mente, a través de los pensamientos negativos que tenemos, la complica. Sí, porque la mente está enviándonos miles de pensamientos cada día, pensamientos de crítica, pensamientos donde enjuiciamos todo lo que vemos u oímos. Sólo pensamientos negativos. Pensamientos que nos hace que tengamos miedo o rabia y muchas veces sin razón de tenerlo. Mis ideas me limitaban a conseguir más de lo que tenía. Mis pensamientos me hacían ver una realidad difícil, sacrificada, llena de sufrimiento y esa no es la realidad que yo deseaba. Mis juicios e ideas me hacían sufrir y finalmente mis pensamientos me enfermaron.

Antes, al igual que la mayoría de los humanos, también pensaba que la vida era sólo lo que mi mente me señalaba a través de sus juicios. Pensaba que mi cerebro y mis ideas eran lo más importante, ya que siempre escuché decir: *"Las personas que piensan, son inteligentes"*. *"Usa la cabeza"*. Y nos enseñaron que lo más importante es el cerebro, pero me di cuenta que hay otra forma de vivir la vida.

Si te detienes un momento y observas la naturaleza, observas a los animales, observa a tu alrededor, te darás cuenta que la vida transcurre como debe ser, como fue creada, sin estrés, sin juicios. Seguramente estás diciendo: *¡Ahí!, ¡Pero los animales, los pájaros no tienen mente!* Exacto, ellos no tienen mente, no tienen pensamientos, solo sienten, solo viven y eso es lo que debemos hacer, para ver la vida como algo simple. Es necesario vivir sin que tu mente controle tu vida.

Seguro que ahora estás pensando: *"Yo no soy animal, ni planta, ni pájaro, yo soy un ser superior, porque tengo mente y soy consciente de lo que hago, tomo decisiones, planifico mi vida para ser alguien en la vida, tener éxito, en cambio mi perro o mi gato o mi mascota, siempre será perro o gato o mascota y no necesitan trabajar para alimentarse, para vivir.".*

Estás en lo correcto. Nos han enseñado, y estamos insertos en un mundo donde se dice que solo lo material trae la felicidad, que con las cosas materiales, dinero, bienes, etc., podrás tener una vida llena de éxitos y con ellos lograrás tu misión en este mundo. Desde que éramos niños nos han dicho: *¡Estudia algo para que seas próspero! ¡Debes trabajar para ser alguien en la vida! ¡Debes tener bienes, ahorrar dinero para que tengas una vejez tranquila! ¡Debes ser exitoso…exitoso… exitoso!*

En esos momentos de angustia, solamente pensaba que un milagro o una mano mágica me podían sacar de ese estado de dolor y sufrimiento y sacrificio que representaba la vida para mí. Le rogaba a Dios y parecía que el Dios en que yo creía estaba sordo. Y seguía únicamente viendo hacia mi exterior, y pensaba que la solución a mis dramas y sufrimientos sólo estaba en el exterior, en Dios, en una mano mágica, en algo que hiciera cambiar todo lo que estaba viviendo, así en un chasquido de dedos.

Un día, luego de buscar por distintas terapias y sanaciones naturales, me encontré con la siguiente frase *"Si no cambias, todo se repite"*. Esta frase me dijo algo. Si no cambio todo se repite, *¡¡Eso es!!*, dije. *¡¡ Para que mi vida cambie, debo cambiar yo!!*. Me da cuenta de algo que hasta ese momento no había visto, que el cambio solo está en mí.

No hay receta mágica, no hay mano divina, no haya nada en el exterior que me haga cambiar, sólo existe la firme voluntad de hacer mi cambio. Tampoco, el cambio es en un chasquido de dedos.

Luego de darme cuenta de esa verdad, comencé a cambiar. Entonces, inicié el trabajo de buscar información para hacer mi cambio. Fui a cursos, leí muchos libros, estudié diversas terapias y formas de sanación, hasta que llegué a la mente, el origen de nuestras vidas.

Comencé a estudiar cómo funciona nuestra mente, la mente consciente y la mente subconsciente.

Luego, empecé a meditar y allí descubrí que todo lo que tenemos en nuestra mente es posible cambiarlo, aunque en el pasado nos hayan dicho lo contrario y todavía hay personas que creen que no es posible.

Cuando vives sin que tu mente controle tu vida, comienza a transitar por el camino de la consciencia. En este camino de la consciencia, comencé a entender muchas cosas de mi vida, como, por ejemplo, porque estudié Agronomía y que no fue porque solo me gustaba jugar con barro o regar las plantas cuando niño, sino que estudié esta carrera, porque con ella me he conectado con la naturaleza y con la Madre Tierra.

También me di cuenta que las veces que me quedé sin trabajo, o tuve problemas, eran mensajes porque algo debía cambiar en mi vida. Es decir, fueron experiencias de aprendizaje. Así, me di cuenta también, que cada experiencia de vida que calificamos de *"tiempos malos o malas experiencias o años malos"* sólo tiene un sentido y un mensaje y por ese motivo ocurren, y siempre es porque la vida nos está enseñando algo, algún aprendizaje debemos lograr.

También me percaté que cuando me dejé de preocupar del mundo material, fui consciente de la tremenda abundancia y prosperidad que tenía en mi vida. Porque el dinero y lo material siempre están cuando lo necesitamos.

Así, comencé a darme cuenta que mi vida no era una mierda, sino que muy por el contrario, era un regalo bendito del Universo, donde lo único que debo hacer es disfrutar cada momento y agradecer.

Como te dije, algunas personas creen que la mente no es posible cambiarla. Mi experiencia dice que si es posible y hay una sola forma de hacerlo. La llave mágica que cambia nuestras memorias, pensamientos, creencias y todo lo que hay en la mente, es con el único camino mostrado por profetas, sabios, santos, este es el camino del Amor.

En este libro, te quiero mostrar que tu vida no es lo que tú mente te dice que es, sino que tu vida es lo que tú quieres que sea. Porque tu mente no es quien debe controlar tu vida, sino que es a tu corazón a quien debes escuchar.

Cuanto tu mente controla tu vida, tú no eres consciente de ella, eres un ser inconsciente ante tu vida. Solo eres consciente que debes ser exitoso, eres consciente que debes sobresalir del resto de las personas. Solo eres consciente que debes competir con el resto de las personas, para tener algo en la vida, para ser alguien en la vida, y cuando esto no se logra, sufres, sufres y sufres.

Quiero mostrarte que, para ser feliz en la vida, para vivir la vida en forma simple, no debemos permitir que nuestra mente la dirija, colocándonos metas de éxito, colocándonos pensamientos de separación y soledad, sino que debemos vivir la vida disfrutando todo lo que tenemos, todo lo que el Creador, con su abundante generosidad ha puesto a nuestra disposición para que la usemos y para ser felices, y dar felicidad a otros seres humanos.

Te invito a que sigas leyendo este libro, porque en él encontraras otra visión de la vida, que hasta hace un tiempo era la visión de otros, y pensaba que no podía ser la mía. Pero en un momento de mi vida, cuando la conocí y fui consciente de ella y la adopté como mi propia visión, para vivir mi vida con la simpleza que ella me pide y con esta nueva manera de verla mi vida ha cambiado. Y espero que a partir de ahora sea tu nueva visión de tu vida.

Esta forma de ver la vida no es nueva, ya que tiene más de cinco mil años. Es la forma de vida que muchos sabios y profetas la han predicado por siglos, como Siddhartha Gautama, Jesús de Nazaret, Confucio, etc.

En realidad, tiene la misma edad que el ser humano viviendo en este planeta. Por ello, te invito a que la conozcas y tal vez, también, la adoptes como tú forma de vivir. Te aseguro que con ella verás al mundo y a tu vida con otros ojos, y te sentirás más feliz, con mayor paz con mayor armonía y más liberada o liberado. Solo necesitas un poco de voluntad para hacer el cambio.

¿Por qué no eres Consciente?

¿Sabes cuantas veces sientes miedo en un día?

¿Sabes cuantas veces sientes enfado, disgusto o rabia en un día?

Lo más probable es nunca te hayas detenido a contar las veces que sientes miedo, enfado, rabia o disgusto. O si te has detenido, ha sido por un momento en tu día, pero no todo el día.

Esto, se debe a que desde que nacemos, la mente tiene el control de nuestra vida, en todos los aspectos nos controla, y no hace creer que nosotros gobernamos nuestra vida, pero esto es un engaño de la mente. Una prueba de esto, es que no puedes responder las preguntas que te hice, porque la mente te dice que no es importante.

No nos damos cuenta de lo que hacemos durante las 16 o 18 horas que estamos despiertos. O mejor dicho, solo nos damos cuenta de las cosas más burdas, esas que son imposibles dejarlas pasar, como que nos levantamos, fuimos al trabajo o estudio, comimos, hicimos nuestras tareas diarias, etc. Pero, las emociones y reacciones sutiles, los pensamientos sutiles, no los percibimos, porque nunca lo hemos hecho.

23

¿Qué haces cuando sientes picor en alguna parte de tu cuerpo?. Lo más probable es que sin pensarlo, te rascas donde sientes esa sensación.

¿Qué haces cuando te duele la cabeza? . Lo más probable es que busques un analgésico y te lo tomes, sin pensar porque te duele la cabeza. O a lo mejor, dices*: "Fue por el aire acondicionado, o por el mal rato que pasé"*. Y siempre buscas la causa de tus males en el exterior.

Estas son forma de reaccionar automáticamente, igual como tu computador actúa cuando le aprietas un botón, o cómo reacciona tu aspiradora robot cuando la enciendes.

Por ejemplo, cuando manejas un vehículo, recurres de hecho a una secuencia, un patrón y una combinación específicos que están insertas en tus redes neuronales. Esas redes no son sino grupos de neuronas que trabajan en comunidad, igual que un programa automático de software o una secuencia lógica de tu computador. Esto es, porque has ejecutado esa misma acción, una y mil veces, en numerosas ocasiones anteriores.

En otras palabras, los recorridos neuronales o las secuencias lógicas que realiza tu cerebro, se encargan de llevar a cabo la tarea, y estas tareas se definen y se especializan aún más, cada día. Podría decirse que, cuando escoges conscientemente ejecutar la tarea de conducir un vehículo, lo haces inconscientemente, porque no lo piensas. Algunas neuronas de tu cerebro se activen para crear un cierto nivel mental y ejecutar las acciones que deseas, automáticamente.

Es lo mismo que usa la inteligencia artificial hoy en día, para enviarte mensajes a tu celular o lo que hace tu computador al encenderlo.

Mayoritariamente, el cerebro es un resultado del pasado, está planeado para convertirse en un registro viviente de todo lo que has aprendido y experimentado hasta este momento de tu vida, manteniendo un gran hardware (programas base) de todas tus vivencias de esta y otras vidas, de tus ancestros, padres, etc.

El aprendizaje, según los especialistas, se genera al momento que las neuronas del cerebro se organizan en miles de conexiones sinápticas, y esas conexiones se reúnen, a su vez, en redes neurológicas complejas. De otro modo, el aprendizaje es como una puesta al día, de tu cerebro, las redes neuronales se actualizan con nueva información.

Cuando prestas atención al conocimiento o a la información y le asignas un significado en tu mente, esta interacción con el entorno deja marcas biológicas en tu cerebro. Cuando experimentas una situación nueva, todos tus sentidos elaboran neurológicamente el relato en tu cerebro y más neuronas se reúnen para crear nuevas conexiones, lo que enriquece tu cerebro aún más, con esta nueva información.

En la mente solo se escribe lo que ha tenido una significación, esto es, que la vivencia ha dejado una marca en tu vida, y esa marca la proporciona la emoción vivida en esa experiencia, la cual queda grabada en la mente.

Las experiencias que vivimos no sólo desarrollan los circuitos cerebrales, sino que también provocan las emociones. Las emociones son como el vestigio químico de experiencias pasadas; o son como una reacción química. Cuanto más alto es el valor emocional o impacto emocional, de un acontecimiento acaecido en tu vida, más profunda es la impresión que deja esa experiencia en tu cerebro; así se forma la memoria a largo plazo.

Así pues, si aprender significa crear nuevas conexiones en el cerebro, los recuerdos surgen de mantener esas conexiones neuronales.

Mientras más veces repitas un pensamiento, una conducta, una experiencia o una emoción, más neuronas se estarán activando y se conectan más tiempo, prolongando sus conexiones neuronales a largo plazo.

Generalmente, casi todas tus experiencias proceden de interconexiones con el ambiente externo. Los sentidos nos conectan con el exterior y registran neurológicamente lo que ocurre en el cerebro.

Cuando tienes una experiencia de gran impacto emocional, tanto positiva como negativamente, ese instante queda registrado neurológicamente en tu cerebro, en forma de recuerdo.

De este modo, los recuerdos se generan a partir de la interacción de nosotros con el mundo exterior. Entonces cabe deducir, que el único lugar en el que existe ese pasado, es tan solo en tu cerebro, en tu mente... y en tu cuerpo.

En el momento en que se produce un pensamiento en tu cerebro, se origina una reacción bioquímica en el cerebro que lo lleva a liberar diversos productos químicos. Así entonces, los pensamientos, que son energía, se transforman; es decir se convierten en materia, a través de estos mensajeros químicos.

Esas señales químicas producidas por los mensajeros químicos, u hormonas, que se reflejan en tu cuerpo en forma de sensaciones.

Cuando te das cuenta que te estás sintiendo de una manera definida, generas más pensamientos que a su vez expresan esas sensaciones, lo que induce a tu cerebro a liberar otra vez más compuestos químicos que te producen sentimientos conforme con los pensamientos que hay en tu mente.

Pongamos un ejemplo para que sea más claro.

Si piensas en algo que te asusta, empiezas a experimentar temor y eso genera más pensamientos de miedo en tu mente. En el instante en que sientes miedo, la misma emoción te lleva a albergar más pensamientos de miedo, y esos pensamientos negativos desencadenan la liberación de compuestos químicos en el cerebro y en el cuerpo que te asustan más y más. Antes de que lo percibas, porque esto ocurre en milésimas de segundos, estás inmerso en un círculo vicioso en el que tu pensamiento crea sentimiento y tu sentimiento genera pensamiento. Y es difícil salir de este círculo. Tu única salida es la reacción de tu cuerpo.

Podemos deducir que si los pensamientos son el lenguaje del cerebro y las emociones son el lenguaje del cuerpo, y si el ciclo formado por pensamiento y sentimiento se convierte en el estado de tu Ser, entonces tu Ser pertenece al pasado y permanece en el pasado.

¡Y así es, estamos siempre en el pasado o en el futuro ¡

Durante el día activas y conectas los mismos caminos neuronales una y otra vez porque acudes a los mismos pensamientos. Estás programando tu cerebro para que reproduzca siempre idénticos patrones. Al final tu cerebro se convierte en un indicio hecho de antiguos pensamientos y, con el tiempo, se acostumbra a pensar de la misma manera, en todas las ocasiones.

A su vez, si experimentas las mismas emociones una y otra vez, como decía antes, las emociones son el vocabulario del cuerpo y la huella química de experiencias pasadas, estás condicionando a tu cuerpo a vivir en el pasado. Y eso es lo que haces cada día.

Los sentimientos y las emociones son la marca química de experiencias pasadas. Entonces, al activarte por la mañana, tu mente busca esa sensación tan conocida denominada tú y comienzas a vivir en el pasado, empiezas a vivir de tus emociones y de tus sensaciones conocidas.

De este modo, en el instante en que te pones a pensar una y otra vez en tus problemas, los que están unidos a recuerdos de experiencias pasadas que involucran a ciertas personas u objetos en determinados tiempos y espacios, y estos pensamientos recrean arraigados sentimientos de infelicidad, futilidad, tristeza, dolor, pena, ansiedad, preocupación, frustración, baja autoestima y sensación de culpa.

Si esas emociones dominan a tus pensamientos y no eres capaz de sobrepasarlos, en ese caso también estás llevando a tus pensamientos al pasado. Y si esas viejas emociones influyen en las decisiones que tomas a lo largo del día, en el comportamiento que presentas o las experiencias que vas a crear en tu vida. Entonces, el resultado es fácil de adivinar: tu vida seguirá siendo la misma.

Lo mismo ocurre, cuando te despiertas y comienza a pensar en lo que ocurrirá en tu día y porqué la mente se mueve hacia el futuro, donde también hay un espacio infinito, en el que puedes imaginar y soñar sin límites.

Cuando piensas demasiado en el futuro aparece la incomodidad, la ansiedad, el estrés, la preocupación, y todas ellas son formas de miedo y son causadas por el exceso de futuro que hay en tu mente. Y otra vez estás bajo en control de tu mente.

¿Cuál es el cambio que debemos hacer?

El cambio es, dejar de ser una maquina programada, para vivir en el pasado o en el futuro, para sentir miedo, sentir rabia, para reír, llorar o sufrir, y transformarnos en seres humanos con consciencia de lo que somos y conscientes del porqué estamos en este planeta.

Para llegar a ese nivel de consciencia, el primer paso que debemos hacer es darnos cuenta que somos inconscientes, luego mirarnos al interior y reconocer lo que somos. Reconocer la información que hay en la base de datos de nuestra mente, para así saber reconocer y tomar consciencia de nuestras reacciones, de nuestras emociones, de nuestros pensamientos.

Por cierto, llevamos muchos años automatizados, y por ello hacer esta tarea no es fácil, pero tampoco es difícil, porque es posible hacerla. Tampoco es de corto plazo, sino que exige en primer lugar, una firme determinación para hacerla y no desfallecer en el intento. Luego, exige paciencia, también mucha observación en tu corazón.

En este libro te explico como poder salir del círculo de la mente, de la esclavitud de tus algoritmos, de tus caminos neuronales y bucles, para llegar a ser realmente un Ser humano libre, viviendo una vida sin las ataduras de la mente, solo en la paz, armonía y el amor.

Es por ello, que debes tomar conciencia que necesitas hacer un **CAMBIO** y para salir del control de tu mente.

Yo pasé por un largo camino descubriendo como hacer mi transmutación, como te conté anteriormente. Por ello, quiero ahorrarte todo ese camino de investigación y descubrimiento y que sólo comiences tu conversión desde el camino del Amor y de la consciencia.

Para ello, te contaré en el siguiente capítulo más detalles como la mente nos controla a través del Ego, también de sus características y como reconocer que la mente nos tiene bajo control.

En el último capítulo, podrás conocer cómo puedes hacer tu cambio, a través de unos simples ejercicios de respiración y observación interior, y lo único que necesitas para hacer tu transmutación son las ganas de hacerlo, la firme determinación de seguir todo este proceso, y tener una disciplina diaria.

LA MENTE ES UN COMPUTADOR.

"La mente es un computador. Funciona con algoritmos, bucles y secuencias lógicas."

La mente funciona al igual que tu computador. Opera con una base de datos, secuencias lógicas, bucles y algoritmos que nos permiten vivir cada día.

Cuando este computador recibe alguna información a través de sus canales de comunicación con el exterior, como son los cinco sentidos, analiza esa información a través de sus algoritmos, mediante secuencias lógicas.

Estos algoritmos y secuencias lógicas, están conectadas con la gran base de datos que posees en tu mente. En milésimas de segundos, luego de analizar toda esta información, se produce una respuesta, que en primer lugar es un pensamiento, luego una emoción y finalmente una acción o respuesta. Así, todas las emociones emanadas desde la mente, como el miedo, la rabia, el odio, etc., son algoritmos que se gatillan, según el análisis efectuado por la mente.

Por ejemplo, cuando alguien te insulta, recibes información a través de tus oídos y/o tus ojos, esta información es analizada por la mente. Busca información en la base de datos, que sea similar a lo recibido, y gatilla el algoritmo de la rabia (emoción), con ello el cuerpo físico prepara la respuesta, ya sea verbal o física, según el análisis realizado por la mente.

La mente siempre funciona de la misma manera. Es decir, desde que nacemos estamos programados, al igual que un computador, que trae todos sus programas para un buen funcionamiento.

Si observas un bebé recién nacido, desde su base de datos de la supervivencia, recibe el estímulo del hambre y el pequeño reacciona llorando, porque no tiene otra forma de expresar su hambre. Todo su funcionamiento es estimulo y respuesta. Al igual que un computador cuando aprietas un botón, se produce un estímulo eléctrico, y genera una respuesta, efectuando la operación deseada.

Lo malo es que, en nuestro caso, esta forma de actuar de la mente, lo único que nos trae son enfermedades y problemas. Esto es, porque esta programación la heredamos de nuestros antepasados simios.

En la antigüedad, cuando el hombre aún no se hacía presente en el planeta tierra, el cerebro de los animales sólo debía servir para funciones básicas de supervivencia, como alimentarse y protegerse del medio externo. Hoy en día, el mundo ha cambiado y las funciones de protección del medio externo son mínimas, en comparación con aquellos tiempos. Pero, el cerebro y la mente no lo saben y creen que deben seguir estresándose como en el pasado, por cada insulto, problema o vivencia que está afectando la integridad física del individuo.

En la antigüedad, los estudiosos de la mente la dividían en tres o cuatro partes. Pero, hoy en día, nuestra mente, según diversos estudios de especialistas, se divide en dos partes: la Mente inconsciente o Subconsciente y la Mente Consciente.

La Mente Subconsciente.

La mente subconsciente representa más del 90% de la mente o del uso del cerebro, que es donde reside. La mente subconsciente, es la parte de la mente que no vemos y por ello no nos damos cuenta que existe. Esta mente es un súper procesador, más potente que cualquier computar que haya sido creado por el ser humano. Para que te des cuenta de esto, la mente subconsciente puede procesar 40 millones de bits por segundo. Esto significa que está procesando alrededor de 20 millones de estímulos o información recibida, por segundo.

La función para la cual fue creada esta mente subconsciente, es para mantenernos con vida, sin que tengamos que ser conscientes de ello, ya que controla todas las funciones del cuerpo físico. En otras palabras, la mente subconsciente es la encargada de todos los procesos vitales de nuestro cuerpo, y para ello, almacena información, como memorias y experiencias durante toda la vida y también de vidas pasadas.

La mente subconsciente es la gran BASE DE DATOS que tenemos. Es como una gran biblioteca o el "hardware del computador", donde está almacenada toda la información para que podamos vivir con seguridad, como las creencias, las experiencias pasadas, información de nuestros antepasados, padres, abuelos, bisabuelos, los traumas en esta vida o en otras vidas, etc.

La principal característica de la mente subconsciente es que no enjuicia ni analiza la información recibida. No distingue si la información es buena o mala, verdadera o falsa, y sólo se limita a almacenar todos los datos recibidos y a entregar información a la mente consciente.

Todo nuestro funcionamiento, nuestras decisiones, pensamientos, valores, creencias, formas de ver la vida, están aquí, ya que la mente subconsciente nos entrega la información o el filtro para ver la vida de una forma u otra, o para hacer las cosas de una manera u otra.

La mente Consciente.

Representa menos del 10% del total de la mente o del cerebro, y procesa 40 estímulos por segundo, los cuales ingresan a ella a través de los cinco sentidos (tacto, olfato, vista, gusto, oído).

La mente consciente es la usamos desde que despertamos hasta que nos dormimos, es decir es la que usamos cuando estamos conscientes o despiertos. Cuando te duermes, esta mente se desconecta y se vuelve a conectar nuevamente cuando despiertas.

Con la mente consciente, planificamos, analizamos, aprendemos, creamos, es decir efectuamos todas las actividades necesarias durante las horas que estamos despiertos, y con ella tomamos las decisiones de lo que haremos en nuestra vida.

En la mente consciente se encuentra la memoria a corto plazo, ya que solo trabaja en el día a día y en ella se efectúan los análisis abstractos necesarios para tomar decisiones diarias. Pero, todo el análisis lo efectúa con la información entregada por la mente subconsciente.

Por ejemplo, *¿por qué una persona reacciona con más o menos calma ante un insulto?* Esto es por la información que hay en la gran base de datos de la mente subconsciente. Y esto se repite en todos los ámbitos de nuestra vida.

Ahora, me gustaría que respondieras las siguientes preguntas, con mucha honestidad. Recuerda, que si no eres honesto(a), solo te estás mintiendo a ti.

Debes escoger solo una de las opciones: Anota la opción elegida en un papel.

¿Cuáles son los mayores pensamientos que tienes en tu cabeza?
a) De lo que va a ocurrir en mi vida.
b) De lo que ya ocurrió en mi vida.
c) De lo que está ocurriendo en mi vida

¿Qué haces cuando alguien hace o dice algo que no te agrada?
a) Respondes con lo mismo que te hizo o dijo.

b) Te quedas callado, (a) pero tienes pensamiento negativos hacia esa persona.

c) No te inmutas por lo que hizo o dijo esa persona.

¿Cuáles son tus mayores sueños en tu vida?

a) Ser exitoso en tu profesión o trabajo

b) Tener dinero y bienes materiales

c) Tener un buen pasar

Cuándo le expresas amor a una persona, ¿cómo le dices?

a) Te quiero

b) Te necesito

c) Te amo

Si tienes dinero extra, ¿Qué harías?

a) Pensarías en algo sólo para ti.

b) Te harías alguna cirugía estética para verte mejor

c) Harías un regalo o lo regalarías a alguna persona que lo necesita.

Cuando discutes con alguien:

a) Te gusta siempre tener la razón

b) Quedas con rabia por no haber convencido a la otra persona.

c) Tratas de convencer, pero si no lo consigues no te molestas.

Cuando fracasas en algo:
a) Sientes mucha rabia o depresión y te cuesta seguir adelante.
b) Te deprimes y te recuerdas cada vez de lo sucedido.
c) Te afecta algo, pero luego olvidas y miras hacia adelante.

Cuando conoces a alguien:
a) La analizas y la juzgas.
b) La analizas y la criticas.
c) La aceptas tal como es, sin analizar ni juzgar

Si alguien que estimas, te hace una traición:
a) Sientes mucha pena y dolor y no olvidas.
b) Sientes mucha pena y dolor y luego olvidas.
c) Solo piensas con compasión en la persona que te traicionó.

Piensas que la felicidad es:
a) Algo inalcanzable y tal vez inexistente.

b) Algo que solo tengo en pequeñas dosis en mi vida.

c) Algo que ya tengo en mi vida.

Anotas las respuestas y sigue leyendo, porque más adelante te diré el significado de tu resultado.

Tu mente controla tu vida.

En la mente consciente hay un personaje principal, es quien maneja a la mente consciente. Este personaje se llama. Ego.

En latín Ego, significa Yo. Ego es sinónimo de mente consciente.

Para la psicología, el Ego es *"la instancia psíquica a través de la cual el individuo se reconoce como yo y es consciente de su propia identidad"*. Por ello, Ego se ha adoptado para designar la conciencia del individuo, entendida ésta como su capacidad para percibir la realidad. El Ego, en el Ser humano comienza a aparecer a la edad de tres años, para establecerse totalmente cerca de los 10 años.

El Ego es quien maneja a la mente consciente, dictaminando, conversando y subliminalmente controlando tu vida. Es capaz hacerte creer las mentiras más grandes y tú la aceptas como si fueran tuyas. El Ego no es más que una programación de años y años de incesante trabajo sobre tu mente.

El Ego es quién en tu mente consciente clasifica, critica, juzga, porque con ello produce separación, disgregación y de este modo puede gobernar tu vida. Así el Ego, nos condiciona a entregar una respuesta a cada acontecimiento que tenemos cada día de nuestra vida.

El Ego tiene varias características, que nos imprime a nosotros como personas, o como individualidad de cada ser.

Las características de Ego son:

1. Sentido de Pertenencia
2. Es competitivo y apegado al éxito
3. Vive en el pasado y/o el futuro
4. Apegado solo a lo físico y material

5. Vive en el miedo

6. Quiere tener todo bajo control

7. Está apegado al sufrimiento y al dolor

8. Está apegado al deseo

9. Su alimento son las emociones

10. Vive en la separación

Estas características, a su vez, también son las características de tu mente consciente presenta en cada momento de tu vida, en mayor o menor grado. Así, al conocer cada una de las características del Ego, entenderemos algo más de lo que pasa en nuestras vidas.

1. Sentido de Pertenencia

El Ego nos dicta el sentido de pertenencia o propiedad. Desde niños oímos decir a nuestros padres: *"Esta es tu pelota, este es tu juguete"*. Por ello, luego, decimos: *"Mi casa, mi hijo, mi vida, mi trabajo, mis pertenencias"* etc. Es decir, el Ego toma posición de todo aquello que cree le pertenece y siente apego por ello.

¿Cuántas veces has escuchado o visto a personas sufrir porque perdieron "su trabajo, su casa, o su

familiar"? Yo creo que varias veces has visto, o tú mismo has sufrido porque perdiste algo que tu mente te decía que te pertenecía. Este sentido de pertenencia nos hace ser egoístas, porque decimos: *"¿Porque tengo que compartir con otro, lo que a mí me ha costado?"*

El Ego siempre usa la palabra *"yo": "Yo hice esto…. Yo soy…. Yo tengo…, Yo.*

Aparte de la identificación con los objetos, otra forma primordial de identificación es con mi cuerpo. En algunos casos, la imagen mental o el concepto de *"mi cuerpo"* es una distorsión completa de la realidad.

Una mujer joven, sintiéndose pasada algunos kilos de peso, puede dejar de comer y sentir mucha hambre, cuando en realidad es delgada y no necesita bajar de peso. Ella ha llegado a un punto en que ya no puede ver su cuerpo, lo único que "ve" es el concepto mental de su cuerpo (estructura mental), el cual le dice: *"soy gorda"*, o *"engordaré si como más".*

2. Es competitivo y apegado al éxito.

El Ego te hace competir y compararte con el resto de las personas.

El Ego es competitivo y con su necesidad de ganar, se regocija de las derrotas de los demás, y es que eso lo ve como parte de su triunfo, ya que su principal característica es que siempre criticar y juzgar al resto de las personas.

Te habrás dado cuenta que cada vez que una persona o tú, conduces un vehículo, sea una moto, automóvil, etc., te transformas y te sientes poderoso y porque allí aparece el Ego en su máxima expresión, y te dice: *"mira ese como se ha puesto delante de ti, tócale la bocina"* o *"ese vehículo es más viejo que el tuyo así que debes ganarle"*, etc. El Ego al conductor le llena la cabeza de pensamientos de competencia, de pertenencia, *"Ese es mi espacio"* o pensamientos de crítica: *"ese maneja muy mal", córrete que andas muy despacio"*.etc..

Siempre el Ego, te hará competir, en cada instante de tu vida, estarás compitiendo, por ganar un puesto en la fila, por ser mejor en tu oficina, o por ser mejor en cada parte donde puedas destacarte, y siempre estarás estresado, compitiendo con el resto, aunque los otros no lo hagan, pero tu Ego solo quiere competir.

El Ego te convencerá de que hagas hasta lo imposible para que los demás se fijen en ti, desde cirugías innecesarias hasta llanto y depresión. Has aprendido en tu vida que cuando *"necesitas"* la aprobación de alguien, siempre surge la ansiedad. Por ello, te comprarás el vehículo más nuevo, el traje de última moda, iras de vacaciones al Caribe, al Asia, etc., aunque tengas que endeudarte toda tu vida, solo para poder contarles a tus conocidos sobre los lugares que visitaste y ser mejor que ellos.

El Ego nos prepara desde pequeños, para ganar y tener éxito en todo. Si tenemos éxito, nos sentimos felices por un momento y luego debemos enfrentar otra batalla para obtener un éxito mayor y así suma y sigue toda la vida. Has visto a esas personas que se compran un vehículo de segunda mano, luego lo cambia por un vehículo chico pero nuevo, luego uno más grande, luego uno con más tecnología y así sigue porque al Ego nada lo satisface.

El Ego siempre está insatisfecho y te entrega la sensación de vacío, que siempre te falta algo.

3. Vive en el pasado y/o el futuro

El Ego siempre se mantiene apegado al pasado o al futuro, nunca vive en el presente, porque vive de los recuerdos o de lo que podrá ocurrir en el futuro.

El Ego no puede existir en el presente, porque en el presente no puede juzgar, analizar, clasificar, solo puede cumplir su función con la información ya obtenida o imaginándose la información que obtendrá en el futuro.

El Ego observa que el futuro será mejor o peor que el presente. Si el futuro imaginado es mejor, te da placer o anticipación placentera. Si es peor, te creará ansiedad o desdicha.

El tiempo y la mente son entes inseparables. Al estar identificado con el Ego, siempre estas atrapado en el tiempo. El Ego te hace vivir amarrado al tiempo a través de la memoria y de la anticipación. Esto te crea una preocupación interminable con el pasado y el futuro. La inquietud surge porque el pasado te da una identidad y el futuro contiene la promesa de la salvación o la realización en cualquier forma, pero ambas son ilusiones de la mente.

Eckhart Tolle en su libro "El poder del Ahora" (Ed Gaia, 2007), indica que existen dos tipos de tiempo: el tiempo cronológico y el tiempo sicológico.

El tiempo cronológico no se refiere únicamente a hacer una cita o a planear un viaje. Incluye aprender del pasado de forma que no repitamos las mismas equivocaciones una y otra vez. Se refiere también a establecer metas y trabajar para lograrlas, predecir el futuro por medio de patrones y de leyes, físicas, matemáticas, etc., aprendidas del pasado. En resumen, el tiempo cronológico es el que utilizamos en nuestras actividades cotidianas.

Por ejemplo, una persona puede pensar en el futuro, porque debe planificar el día de mañana, para que sus actividades funcionen coordinadamente. En este caso esta persona está utilizando el tiempo cronológico. Otra persona puede planificar el día siguiente, pero si piensa: *¿Me ira bien en la reunión de mañana? ¿Qué me dirá mi jefe? A lo mejor la idea que le voy a proponer a mi jefe no es buena,* etc.... etc. etc... En este caso la persona está usando el tiempo sicológico, porque está viendo su futuro con preocupación.

El tiempo psicológico es una enfermedad mental asociada al Ego.

Toda la negatividad es causada por una acumulación de tiempo psicológico y por la negación del presente. La incomodidad, la ansiedad, el estrés, la preocupación, todas las formas del miedo, son causadas por exceso de futuro y escasa presencia en el presente. La culpa, las lamentaciones, el resentimiento, las quejas, la tristeza, la amargura y todas las formas de falta de perdón son causados por exceso de pasado y falta de presencia.

El Ego al vivir en el futuro está programado para sembrar preocupaciones en nosotros. Esa es su función. Te trata de persuadir con ideas tales como la posibilidad de perder tu empleo, sufrir un accidente, enfermarte, perder a tu pareja, preocuparte por perder tu belleza envejeciendo, o preocuparte por lo que el resto de las personas te dirán etc.

Vivir en el pasado y en el futuro es tiempo psicológico. Por ejemplo, si cometiste un error en el pasado y aprendes de él ahora, tú está usando el tiempo cronológico. Pero, si tú te quedas mentalmente en el pasado y surgen la autocrítica, el remordimiento o la culpa está convirtiendo el error en *"mí"* y *"mío"*: lo convierte en parte de tu sentido de pertenencia y se ha transformado en tiempo psicológico, que está siempre ligado a un falso sentido de identidad.

La falta de perdón también implica una carga pesada del tiempo psicológico. Cuando una persona hace algo que te causó algún daño y te sientes mal por ello, dices: *Esa persona se portó mal conmigo… No debió haber hecho eso que me causa tanto daño… Es una mala persona…* etc.…etc.…etc.…En este caso, el tiempo psicológico te está produciendo una falta de perdón, porque recuerdas el daño causado y no perdonas. Recuerdas con dolor, con rabia, con resentimiento. Cada vez que recuerdas, te duele lo que esa persona te hizo y así por un largo tiempo, de acuerdo a la clasificación que hace tu Ego del daño producido a tu persona,

4. Apegado solo a lo físico y lo material.

El Ego sólo se identifica con cosas externas, porque para él no existe otro mundo que el mundo material, lo que se ve y se palpa.

Las identificaciones del Ego más comunes tienen que ver con las posesiones, los bienes materiales, el trabajo que uno hace, el nivel social y el reconocimiento, el conocimiento y la educación, la apariencia física, las habilidades especiales, las relaciones, la historia personal y familiar, los sistemas de creencias y también a menudo identificaciones políticas, nacionalistas, raciales, religiosas y otras de carácter colectivo. Lo importante es que sepas que ninguna de ellas eres tú.

Este apego del Ego al mundo material te produce un gran sufrimiento, ya que la mente nos dice a cada momento, que esa persona es *"tu padre"*, *"tu madre"*, *"tus seres queridos"*. Esa es *"tu casa"*, ese es "*tu trabajo*", esos son "*tus bienes materiales*". Todos lo que te rodea es tuyo y cuando pierdes alguna de estas personas o cosas, sufres y hay mucho sufrimiento en tu interior. En otros casos, sufres antes de perderlo, pensando que en un futuro lo podrías perder, pensando que si no tuvieras algunas de estas personas o cosas, sufrirás y te sentirás muy mal.

Haz visto a las estrellas del cine o la televisión o personajes públicos, que cuando comienzan a pasar los años, empiezan a desfilar por los pabellones de cirugía plástica para "*arreglar*" algo que es natural en la vida, porque su Ego les dice: "*estas envejeciendo..., ya no tienes la figura de antes... Te aparecieron las arrugas y no te llaman de la televisión o del cine...etc.*" Sufren porque se identifican con su aspecto físico.

Cuando el Ego no tiene lo físico o material, se produce mucho sufrimiento, depresión, pena, desolación y la persona no puede ser feliz porque ya no tiene lo que el Ego quiere.

Cuántas veces hemos visto a personas suicidarse cuando perdieron a la persona amada, o el estatus social, o su situación económica, porque su Ego, no pudo vivir sin la identificación con lo físico y material

5. Vive en el miedo.

En los seres humanos existen dos energías poderosas: El amor y el miedo y el Ego utiliza la mayor energía negativa que pueda existir: El miedo.

Cuando tu mente debe tomar una decisión, el Ego siempre toma esa decisión colocando al miedo como argumento. Tomamos decisiones desde el miedo cuando decidimos pensando en las posibles consecuencias negativas de nuestros actos. En este caso no estamos hablando de tomar decisiones en base a lo que realmente creemos que es mejor para nosotros o para los demás, sino en el temor de que probablemente las cosas no resultarán como las habíamos planeado, o que pueden salir "mal".

Por ejemplo, seguimos en un trabajo, donde el jefe nos acosa cada día, o donde somos explotados, o somos humillados a hacer cosas indignas, todo por el miedo a perder el sustento diario o el miedo a no tener que comer.

Entonces, mantenernos un trabajo que no nos gusta por miedo a perder nuestro sustento y no tener que comer al día siguiente. Nos quedamos con una pareja que nos hace daño o que no amamos, por miedo a estar solos, o miedo a fracasar en esa relación. No perseguimos nuestros sueños por miedo al fracaso. Estudiamos una carrera que no nos gusta por miedo a la desaprobación familiar. Nos hacemos los fuertes por miedo a ser vulnerables y que nos lastimen, y aparentamos ser felices, por miedo a que los demás se den cuenta de nuestra miseria y nos compadezcan.

La condición psicológica del miedo está divorciada de cualquier peligro inmediato concreto y verdadero, porque solo existe en nuestra mente. El miedo se presenta de muchas formas: incomodidad, preocupación, ansiedad, nerviosismo, tensión, temor, fobia, agresividad, prepotencia, etc.

Este miedo es un tipo de miedo psicológico o miedo subconsciente, que se refiere siempre a algo que podría pasar, es como la incertidumbre del futuro, y no es algo que está ocurriendo ahora. *¿Y qué mensaje está recibiendo el cuerpo continuamente? ¡¡¡¡ Peligro, estoy amenazado!!!!*

¿Y cuál es la emoción que genera este mensaje continuo?

Miedo, por supuesto. Así que cualquiera que esté identificado con su mente, por lo tanto, tendrá al miedo como su compañero constante.

Para ejemplificar esta situación, veamos un caso que ocurrió hace un tiempo atrás en Chile, donde apareció una noticia a través de las redes sociales (Twitter, Facebook, WhatsApp) que se produciría un desabastecimiento de combustible en todo el país. En consecuencia, llamaban a que todas las personas concurrieran a las estaciones de bencinas, en forma urgente a llenar los estanques de sus vehículos. Lo que ocurrió fue que la mayoría de las personas por "miedo a quedarse sin combustible", (¿¿??) atocharon las estaciones de servicio en unos pocos minutos. Finalmente, se supo que la noticia era falsa y no había tal desabastecimiento.

En este ejemplo real, se observa claramente que estamos acostumbrados a reaccionar al miedo de cualquier tipo, sin pensar siquiera si el peligro es real o no. En este caso el peligro no era real, pero todas las personas repletaron las bombas de bencina, sin pensar. Esto ocurre porque la mente consciente está habituada a no pensar, sino que solo a reaccionar, para ella lo único que cuenta es el mensaje de peligro que emite el Ego, en forma inconsciente.

Otro ejemplo más cercano, fue en el año 2020, producto de la pandemia del virus COVID-19, muchas personas, esperaron ansiosas la llegada de la vacuna y cuando esto ocurrió, se agolparon en los centros de vacunación, haciendo largas filas, para ser vacunados y viendo como la única forma de no morir por este virus era estar vacunados.

6. El Ego quiere tener todo bajo control.

El Ego está acostumbrado siempre a querer tener todo bajo control. Cuando se encuentra con energías y sensaciones a las que no encuentra lógica ni explicación, la mente, en su inercia de mantener todo bajo el control del intelecto, comienza a asociar el miedo con experiencias pasadas, solicitando información al subconsciente, que se convierten en disparadores del miedo presente y que paralizan a la persona con el miedo anticipatorio al futuro, en una rueda que parece no va a terminar nunca y cuya culminación son las fobias o las malas decisiones.

Cuantas veces has tenido el temor de que, si el trabajo no lo haces tú o no controlas todo, no va a salir bien.

Cuando estás siempre pensado en controlarlo todo, vives en permanente estrés. Tu Ego te dice a cada momento que debes controlar cada situación que hay en tu vida, para evitar que la incertidumbre o el temor a que todo no salga como tu mente te lo indica., porque si no sale como tu mente lo señala, es la muerte.

Así, tu mente se transforma en una mente controladora, que debe estar pendiente de cada acto, información, hecho, palabra que existe en tu entorno, porque si esto no ocurre, si tu mente no lo controla todo, tu Ego te envía pensamientos negativos y con ello, estrés, nerviosismo, rabia, dolor, sufrimiento.

7. El Ego está apegado al sufrimiento y al dolor

El Ego siempre está apegado al sufrimiento porque está conectado con el cuerpo del dolor. El cuerpo del dolor, como lo indica Eckhart Tolle, en su libro "El poder ahora" (Ed Gaia, 2004) es creado por uno mismo, mientras el Ego maneja nuestras vidas.

El cuerpo del dolor, según Eckhart Tolle, *es un campo de energía negativa emanada del dolor que nos creamos, como una forma de no aceptación, una forma de resistencia a lo que es*. Mientras más dolor sentimos, más resistencia oponemos al momento presente que estamos viviendo. A su vez, también es un grado de identificación que tenemos con nuestro Ego.

Los seres humanos hemos permanecido en el sufrimiento desde que la mente nos hizo perder la conciencia del Ser. En este punto, el Ser humano comenzó a percibirse a sí mismo como un ser separado del Todo y de de todos.

El sufrimiento es inevitable mientras tú estás identificado con tu mente y tu Ego. Este es el sufrimiento emocional, comienza al igual que todo con los pensamientos, los que al final termina causándonos el sufrimiento físico y las enfermedades físicas. Todas las emociones negativas, como el resentimiento, el odio, la autocompasión, la culpa, la ira, la depresión, los celos y así sucesivamente, incluso la más leve rabia, son todas formas del sufrimiento.

Eckhart Tolle, señala que: *hay dos niveles de sufrimiento: el sufrimiento que tú estás generando ahora mismo, y el sufrimiento del pasado que aún vive en tu mente y en tu cuerpo. El dolor que tú produces ahora es siempre una forma de no aceptación, una forma de resistencia inconsciente a lo que es. En el nivel emocional, es una forma de negatividad.*

Un ejemplo de esto es, cuando sientes miedo, primero aparece un pensamiento de miedo, luego la sensación de miedo en tu cuerpo (emoción), y aparecen más pensamientos de miedo que hacen que comiences a sufrir y a sentir dolor en tu cuerpo, dolor de estómago, dolor en el pecho, etc, junto con esto muchos pensamientos negativos, entonces estás en el nivel emocional de la negatividad. Y esto sigue como una rueda: pensamientos y sufrimiento.

La intensidad del sufrimiento depende del grado de resistencia al momento presente, y ésta a su vez depende de la fuerza de su identificación con la mente. Por ejemplo, cuando piensas en la traición de alguien querido, sufres porque no puedes aceptar que esa persona te haya traicionado y te resistes a ello. Mientras más te resistes, más sufres porque hay más dolor. Mientras más te identificas con ese hecho, más sufres. Y te dices: *¡¡¿Cómo pudo hacerlo?!!* Estas en el pasado.

La mente siempre busca negar el presente y escapar de él, a la mente no le gusta el presente. En otras palabras, cuanto más identificado estás tú con tu mente, más sufres, porque estarás siempre en el pasado o el futuro. Puedes ponerlo en estos términos: cuanto más capaz seas de honrar y aceptar el presente, más libre estará del dolor, del sufrimiento y de la mente controlada por el Ego.

Mientras estés apegado a tu Ego, cualquier dolor emocional que tú experimentes dejará un residuo de sufrimiento que permanecerá en ti. Este se funde con el dolor del pasado, que ya estaba, y se aloja en tu mente y en tu cuerpo. Esto, por supuesto, incluye el dolor que sufriste cuando niño. Este dolor acumulado es un campo de energía negativa que ocupa tu cuerpo y tu mente. Está escrito con fuego en tu base de datos y se repetirá una y otra vez, como un algoritmo, en tu vida.

Por ejemplo, cuando alguien te dice algo negativo sobre tu apariencia física, aparece el dolor emocional y dices: *"Que persona más pesada, es una envidiosa, por eso me dice esa pesadez"*. Esta reacción de tu mente se debe a que aparece el dolor del pasado, donde está el dolor acumulado como energía negativa. Esa energía negativa también está escrita a fuego.

El cuerpo del dolor emocional, como indica Eckhart Tolle, no es otra cosa que toda esa información relacionada con algún hecho que nos causó daño emocional y que fue guardado en la base de datos del subconsciente, para ser usado en futuras situaciones similares. Este cuerpo del dolor tiene dos formas de ser: latente y activo.

Un cuerpo del dolor está latente el noventa por ciento del tiempo, es decir almacenado en la base de datos. En ejemplo anterior, la persona tiene un cuerpo del dolor latente y aparece con lo que escuchó. En una persona profundamente infeliz, sin embargo, puede estar activo hasta el cien por ciento del tiempo.

Como señala Eckhart Tolle: "*El cuerpo del dolor quiere sobrevivir, simplemente como cualquier otra entidad existente, y sólo puede hacerlo si logra que tú inconscientemente te identifiques con él. Necesita obtener su "alimento" a través de ti. Se alimentará de cualquier experiencia que resuene con su propio tipo de energía, cualquier cosa que cree más dolor en alguna forma: rabia, destructividad, odio, tristeza, drama emocional, violencia e incluso enfermedad.*

"*Así pues, el cuerpo del dolor, cuando lo ha dominado todo, crea una situación en tu vida que refleja su propia frecuencia de energía para alimentarse de ella. El dolor sólo puede alimentarse de dolor. No puede alimentarse de alegría, ya que no le gusta".*

"El cuerpo del dolor está compuesto por energía vital atrapada que se ha separado del campo de energía total y temporalmente está autónoma a través de la identificación con la mente. Esta energía se ha puesto en funcionamiento a sí misma y como un animal trata de devorar su propia cola".

Entonces, el cuerpo del dolor no es otra cosa que quién te hace sufrir cada vez que tienes una pérdida de algo, ya que el Ego lo consideraba de su propiedad, como una persona, un trabajo, un objeto, o algo emocional.

Por ejemplo, has visto cuando un niño a otro niño le quita su juguete. Se enoja y trata de recuperarlo, si no lo consigues comienza a llorar y va donde su mamá o papá para que le recupere lo perdido. Allí aparece el cuerpo del dolor por la pérdida de algo valioso.

La rabia es la principal energía que utiliza el cuerpo del dolor, entonces cada vez que alguien te haga algo que consideras negativo para ti, te producirá rabia y con ello mucho dolor. En el cuerpo del dolor de cada uno de nosotros, siempre hay una energía negativa predominante que es la que nos hace sufrir.

El cuerpo del dolor también aparece cuando fracasamos. Viene la desdicha y el sufrimiento. De allí nacen emociones negativas, en primer lugar, ira, rabia odio, resentimiento, envidia. Cada vez que nos va mal aparece la ira... ira... ira..., mucha ira, rabia, odio hacia la personas o personas o hacia el hecho en el cual fracasamos. Luego viene la pena, el sufrimiento, el dolor.

El ejemplo típico de un fracaso es el momento que nos separamos de nuestra relación de pareja o matrimonio, donde la otra persona te dice que ya no puede vivir contigo. Primero viene la rabia, luego aparece la pena, el sufrimiento y el dolor emocional por el fracaso. Todo ello representa la aparición del cuerpo del dolor

8. Está apegado al deseo

El Ego se identifica con lo que tiene, pero la satisfacción que se obtiene es relativamente efímera y de corta duración. Dentro de él permanece oculto un sentimiento profundo de insatisfacción, de "no tener lo suficiente", de estar incompleto. Nos dice: *"Todavía no tengo suficiente"*, queriendo decir realmente, *"Todavía no soy suficiente"*.

El tener (concepto de la pertenencia) es una ficción creada por el Ego para dotarse a sí mismo de solidez y permanencia, y así poder sobresalir y ser especial. Sin embargo, puesto que es imposible encontrarnos a nosotros mismos a través de la tenencia, hay otro ímpetu más fuerte y profundo relacionado con la estructura del Ego: la necesidad de poseer más, a la cual denominamos "deseo".

El deseo mantiene al Ego vivo durante más tiempo que la propiedad. El Ego desea desear más que lo que desea tener.

Cuántas veces hemos visto a personas que acumulan bienes, porque dicen: *"Debo comprarme un auto último modelo, así tendré todo lo que quiero*". Pero, cuando lo tienen dicen: *"Mejor, me compraré un vehículo más grande porque en este no cabe toda mi familia"*. Cuando lo tiene no está feliz y vuelve a decir: *"Ahora, necesito un vehículo de una mejor marca, con asientos de cuero, etc.".* Y tampoco está feliz, porque sigues cambiando de automóviles una y otra vez.

Esto puede ser con un auto, con una mujer o un hombre, una casa, etc.

Así, el Ego nunca está satisfecho, porque el deseo no tiene fondo, nunca está satisfecho, siempre tiene carencias.

9. Su alimento son las emociones negativas.

La mente, en la forma en que uso la palabra, no es solamente el pensamiento, incluye también sus emociones, así como todos los patrones de reacción inconsciente de tipo mental-emocional.

La emoción surge en el punto en que se encuentran la mente y el cuerpo físico. La emoción es la reacción del cuerpo a la mente, o mejor dicho, un reflejo de la mente en el cuerpo físico.

El Ego siempre se asocia a las emociones negativas, a partir del miedo y cree que puede manipular la realidad mediante ellas y conseguir lo que quiere. Toda negatividad es resistencia. Toda resistencia interna se experimenta como negatividad de uno u otro tipo.

La negatividad va desde el enfado o la impaciencia, hasta la ira encendida, desde el estado de depresión anímica o resentimiento hasta la desesperación suicida. A veces, la resistencia activa el cuerpo del dolor emocional y en tal caso, cualquier roce sin importancia puede producir una intensa negatividad en forma de ira, depresión o una pena muy honda.

El Ego cree que la negatividad le permite atraer un estado agradable o disolver un estado desagradable. Si tú mente no creyera que la negatividad funciona, ¿para qué habrías de crearla? Pero, la cuestión es que, en realidad, la negatividad no funciona. En lugar de atraer un estado deseable, más bien le impide emerger. En lugar de disolver un estado indeseable, lo mantiene en su lugar. La única utilidad de la negatividad es fortalecer el Ego, y por eso al Ego le encanta la negatividad.

Cuando estás identificado con una emoción negativa no quieres soltarla, y en algún profundo nivel subconsciente no deseas un cambio para mejor, porque pondría en peligro tu identidad de persona deprimida, enfadada o maltratada. Entonces ignorarás, negarás o sabotearás lo positivo de tu vida. Éste es un fenómeno bastante común, y es una locura de la mente controlada por el Ego.

Piensa un momento. *¿Cuántas veces te has hecho la víctima ante algún hecho de tu vida y no quieres salir de ese estado de víctima?*

¿Cuántas veces te has quedado encadenada a la pena, al dolor de algo que ocurrió en tu vida y no sueltas esa emoción, como si fuera tu tabla de salvación?

Ese es tu Ego que controla tu vida y no te deja salir de ese estado de negatividad. Por ello, muchas personas no quieren cambiar su mente, porque creen que con su negatividad consiguen manipular al resto, controlar a su entorno más cercano. Pero están equivocados, porque lo único que consiguen con esa negatividad es hacerse daño una y otra vez, hasta que enferman y no hay vuelta atrás

10. Vive en la separación.

El Ego vive en la separación entre seres, sin conexión con nada y con nadie en este mundo, porque es individualista. Por ello, es que cree que la vida es una constante lucha y está preparado para ello, enviando continuamente información de los peligros, muchos de ellos inexistentes, sino sólo en la imaginación del Ego.

La idea de la separación entre seres es la causa del miedo. El Ego, al sentirse separado del resto, tiene miedo porque se siente amenazado por los demás y tiene miedo de quedarse solo. La separación es la principal causa del conflicto; cuando me siento separado del otro, busco reforzar mi sentido de ser alguien, busco competir con el otro, juzgo al otro, etc. todo para reforzar mi sentido de identidad. Todo lo que venga del Ego, va a tener un resultado negativo, va a generar sufrimiento.

El Ego enfatiza su identidad separada de distintas formas, como: exigencia de reconocimiento por algo que hicimos; intentar atraer la atención de los demás, hablando acerca de nuestros problemas; dar nuestra opinión cuando nadie nos la ha pedido y cuando ésta no va a cambiar la situación; estar más preocupado por cómo nos ven los demás que por cómo comprender a las personas; intentar impresionar a los demás por medio de nuestras posesiones, conocimientos, buena imagen, estatus, fuerza física, etc.; tomarnos las cosas de manera personal; intentar llevar la razón y decir que los demás están equivocados; querer ser visto como una persona inteligente e importante.

La idea que tiene el Ego de la separación le permite a una persona poder atacar al otro, maltratarlo, ser injusto o hasta matarlo, etc. Cuando la persona se convence de su separación, de su aislamiento, de que está desconectado de los demás, empieza a ver la vida como una competencia, como una supervivencia, es decir no vivimos nuestra vida, sino que sobrevivimos. La competencia, a su vez, aumenta la sensación de estar cada vez más aislado de los demás y se entra en un círculo vicioso de sufrimiento y estrés permanente.

Si piensas un momento, te darás cuenta que la mayor estupidez del Ser humano es la guerra y ella es producida en la mente de jerarcas, presidentes, debido a su Ego y todas estas características que te he presentado.

La mente funciona con algoritmos.

Ahora, cuando hablemos de mente, nos referiremos al conjunto mente consciente y Ego.

Luego de ver las características de nuestra mente consciente, te habrás dado cuenta que todo eso no hace más que complicar nuestra existencia, ya que cada momento de la vida en vez de hacernos las cosas fáciles, estamos siempre pensando que el otro nos quiere hacer daño y, por ende, sufrimos y estamos estresados permanentemente.

Veamos el siguiente dialogo:

- Hola como me te fue en el trabajo, preguntó la mujer-.

- Bien. - - respondió él-

- ¿Eso es todo?

- ¿Y que más quieres?

- - ¡Que me cuentes algo más! - alegó ella-.

- No tengo nada más que contar. - le respondió-.

- ¡Ahh! eso está bueno, él no quiere contar nada, pero cuando yo no cuento nada, me interrogas como si fueras policía y al final desconfías de mí porque no tengo ganas de hablar!

- ¡Ahora tengo que inventar, como me fue, o tengo que decirte que me fue bien!... ¡Qué quieres! - exclamó él-.

- ¡Él no puede contar!... ¡¡Sin embargo, yo tengo que decirte todo lo que me pasa en el maldito día!! Con quien hablé, con quien me sonreí, todo, todo, ¡¡todo!!

- ¡Y por eso acaso quieres hacer lo mismo conmigo? ¿¡Me quieres interrogar!? ¿Eso quieres? ¿Te quieres comparar conmigo? ¿Quieres hacer lo mismo que yo hago contigo? – inquirió él -.

- Claro que sí, ¿acaso no tengo derecho? O ¿porque eres el hombre tienes el derecho de ser celoso y controlador?

- ¡¡ Sabes que más… no quiero hablar contigo!!

Este en un dialogo común de una pareja, donde los Egos están en disputa.

En este dialogo vemos como hay comparación, hay competición, ninguno quiere ceder un ápice de terreno en la relación y con ello no hay acuerdo. Cuando hay Ego, hay disputa, hay desacuerdos, hay discordancia, nadie cede nada.

Luego, aparecen las emociones, enfado, enojo, rabia, resentimiento, y finalmente pena y dolor. Todo esto se repite una y otra, como cualquier ciclo de la vida, Este es el ciclo donde el Ego, cada vez se siente más feliz e importante, porque ganó la batalla del control de tu mente y tu mente complicó tu vida.

Estos ciclos se repiten una y otra vez, varias veces al día, porque la mente consciente y por ende el Ego, actúan por algoritmos, es decir por caminos neuronales, por acciones ya determinadas y guardadas en la base de datos, al igual que tu computador, o que en Google cuando efectúas una búsqueda. Todo está pauteado, todo está definido por ciclos de comportamiento.

Veamos la misma situación, pero donde el algoritmo del Ego no interviene:

- Hola, ¿cómo te fue en el trabajo? Preguntó ella-.
- Bien.-. respondió el -.
- ¿No tienes ganas de hablar?
- No, estoy cansado.
- Bueno, cuando tenga ganas, te escucho… ¿Quiere alguna cosa?
- No, solo descansar….

En este dialogo, no hay Ego, no hay ciclo aprendido y con ello no hay estrés, hay solo armonía, paz y tranquilidad.

Cuando vivimos atrapados y controlados por la mente, el ego nos mantiene en permanente estrés, porque como dije anteriormente, esa era la condición "normal" que nuestros antepasados simios y para nuestros ancestros prehistóricos también. Ellos tenían que vivir para sobrevivir, y para ellos, el

Ego era una herramienta muy importante y provechosa.

Como estamos en permanente estrés no nos damos cuenta de esta condición. Es lo mismo que, cuando buscamos los anteojos en la mesa, siendo que los tenemos puesto en nuestra cabeza. Esto significa que, no percibimos nuestro estrés porque vemos hacia afuera y no hacia adentro de nosotros.

En la vida actual, el mantenernos en permanente estrés no es provechoso, como en la antigüedad, ya que el cuerpo se perjudica y esta condición solo nos trae enfermedades. Es lo mismo si mantenemos una maquina en permanente sobreesfuerzo, su duración es menor que una máquina que la hacemos funcionar a un ritmo relajado.

En el cuerpo humano, este permanente estrés produce las enfermedades, al igual que en una maquina produce un excesivo desgaste.

¿POR QUE NOS ENFERMAMOS?

Desde que el ser humano está en este mundo, la enfermedad lo ha acompañado. A medida que el ser humano ha ido evolucionando, han aparecido nuevas enfermedades.

En el antiguo esquema mental y en la lógica de la medicina actual, las enfermedades se generan por factores externos a nuestro cuerpo físico y mental, y se dice que la mayoría de las enfermedades del cuerpo físico, son producto de contaminantes químicos, alimentación o contaminantes biológicos como bacterias, virus, hongos o parásitos.

Para la medicina actual, ninguna de las enfermedades que afectan al ser humano tiene su origen en la mente, salvo las enfermedades psicológicas. Y sólo hace algún tiempo se comenzó a utilizar el término enfermedad psicosomática, para denominar así a aquellas enfermedades que no se encontraba su origen en el cuerpo físico, sino que tal vez su causa era algún componente mental.

Sin embargo, ya los antiguos pueblos habían determinado que muchas, sino todas de las enfermedades, se originaban en la mente. Según esta forma de ver las enfermedades, éstas no son otra cosa que un sistema de alarma que la mente subconsciente ha implementado para que recibamos sus mensajes de protección. Esto es debido a que esta mente no tiene otra forma de comunicarse con nosotros y solo puede hacerlo a través del Sistema Nervioso Autónomo, es quién controla y mantiene con vida a todo nuestro cuerpo físico.

Según los estudios científicos, se dice que, en el cuerpo humano, tanto en su interior como en el exterior, es decir la piel, viven unos 48 billones de bacterias, esto sin contar el número de virus, que alcanzan cerca unos 60 billones.

Además, hay que decir que el 99,99% de estos patógenos son beneficiosos y solo hay 50 especies aproximadamente de patógenos que causan daño a la salud humana. A pesar de la baja cantidad de especies que nos causan daño, hay cerca de 1.000 millones de diferentes patógenos pululando a nuestro alrededor, en este momento, ya sea en nuestra piel, en el aire, en los elementos cerca nuestro, como celulares, computadores, utensilios, etc.

¿Si hay tantos patógenos alrededor nuestro, por qué no pasamos enfermos o nos causan la muerte a temprana edad?

¿Te ha pasado que a veces estás al lado de una persona con una gripe terrible y a ti no te pasa nada?

O en otras ocasiones solo con escuchar estornudar a alguien que está a tu lado y al cabo de un rato te comienzan los síntomas del resfrío y al día siguiente estas resfriado o con gripe. *¿Qué hay de diferente en las dos situaciones?* La respuesta sólo está en tu mente.

La mente subconsciente nos protege.

La función principal de la mente subconsciente es la protección y supervivencia del cuerpo humano, y por ello, nos avisa de algún peligro que exista en nuestro entorno cercano, a través del sistema nervioso autónomo, mediante la segregación de adrenalina o otras sustancias, a través de las glándulas endocrinas. Por supuesto que esto está explicado en forma muy simple, pero en la realidad participan una red de nervios, células nerviosas, glándulas, procesos bioquímicos, etc.,

No debemos olvidar que la mente subconsciente puede procesar alrededor de 20 millones de estímulos por segundo y su principal función de esta mente es mantenernos con vida, sin que tengamos que ser conscientes de ello, ya que controla todas las funciones del cuerpo físico.

Esta mente la gran base de datos o el "hardware del computador", como dije, donde está almacenada toda la información necesaria para que podamos vivir con seguridad.

Al respecto, no creo que puedas responder las siguientes preguntas:
¿Cuántas veces has respirado en el último minuto?
¿Cuántas veces ha latido tu corazón en el último minuto?

¿Cuántas veces has parpadeado en el último minuto?

Lo más probable que no sepas las respuestas a estas preguntas, porque no estás atento(a), ni consciente de hacer latir tu corazón o que tus pulmones reciban aire.

Esto es, porque somos inconscientes de cómo funciona nuestro cuerpo físico, ya que todas estas funciones las realiza la mente subconsciente automáticamente, sin preguntarnos.

La mente subconsciente, nos avisa de alguna incongruencia existente, que la mente detecta entre lo que creemos (creencias), lo que pensamos (pensamientos)y lo que hacemos (acciones).

Cuando hay una incoherencia entre estos tres componentes (creencias, pensamientos y acciones) la mente activa la alarma. Es lo mismo que tener una alarma en el auto o en tu casa. La alarma en tu casa o en tu auto es sonora, pero en el cuerpo esta alarma es una sensación, que según su intensidad se transforma en dolor, o dolencia.

Cuando comienza a sonar la alarma, ¿Qué haces? . Buscas la causa por la que sonó o simplemente la desconectas sin saber si alguien entró a tu casa o a tu vehículo

Esto último, es lo mismo que hacemos cuando vamos al médico y éste te dice: "tomate esta pastilla para eliminar la dolencia que tienes". Con ello, sólo eliminas el síntoma, si saber la causa de la dolencia y al tiempo vuelve el mismo malestar, es como desconectar la alarma, sin saber por qué sonó.

Si desconecta la alarma para que no siga sonando, volverá a sonar nuevamente cuando la conectes, si alguien entra en tu casa. Así será, hasta que descubras la causa por la que la alarma suena.

La mayoría de las veces no escuchamos a nuestra alarma y no sabemos cuál es el mensaje que nos envía.

La mente subconsciente trata por todos los medios de comunicarse con nosotros, pero no recibimos el mensaje, porque estamos preocupados del mundo exterior, sólo percibimos y estamos pendientes de lo que ocurre en el entorno, estamos preocupados de cualquier cosa menos de ver hacia el interior nuestro, de conectarnos con nuestro Ser. Y esa preocupación del exterior, es porque estamos controlados por la mente consciente y el Ego, como vimos anteriormente.

Te lo graficare con la siguiente historia:

Había una mujer ya de edad avanzada que vivía en un pueblo lejano. Un día cuando estaba en su lecho de muerte, llamó a su sirviente y le dijo: - Ve al siguiente pueblo y dile a mi hijo que estoy enferma y que pronto moriré y quiero verlo antes que esto ocurra. Ve rápido -.

El lacayo se dirigió rápidamente al pueblo siguiente, preguntó, buscó, hasta que por fin encontró la casa del hijo de la mujer.
Ya era tarde en la noche y el aquel hombre ya estaba acostado.
Comenzaba el invierno, hacia frio y él solo quería descansar, porque había tenido un día muy trabajoso.

Cuando de pronto, el lacayo comenzó a golpear fuertemente la puerta de su casa.

Aquel hombre se enfureció y vociferó: - ¡¡Quien viene a meter tanto ruido a mi casa, cuando quiero descansar!!-.

Se vistió, salió y sin mediar palabra le propinó un feroz golpe al sirviente y le reclamó: - ¡¡Vete de aquí y deja de meter ruido! ¡¡Estúpido!! -.

El lacayo le dijo que le traía un mensaje, pero el hombre sin escucharlo, cerró la puerta de un portazo.

El sirviente, al ver que no podía entregar el urgente mensaje de su ama, se reincorporó y volvió a la casa del hombre, arrojando una piedra a la ventana del dormitorio, y quebrando el vidrio.

Este hecho enfureció aún más al hombre, salió con un garrote y comenzó a perseguir al lacayo para golpearlo, pero como éste era más joven se subió rápidamente a un árbol, que estaba en el frente de la casa del hombre.

Mientras estaba allí arriba, le decía que tenía un mensaje, pero el hombre seguía sin escucharlo, ya que estaba muy enfurecido y su único afán era terminar con ese mequetrefe.

Cuando el hombre ya se dio cuenta que sus intentos de bajar a ese bellaco del árbol no surtían efecto, se fue a su casa.

El lacayo al ver que el hombre entraba a su casa, se bajó del árbol y volvió a la carga para la entrega del mensaje de aquella mujer moribunda.

No se le ocurrió nada mejor que hacer una fogata en la puerta de la casa, así –pensó- al producir humo, el hombre saldría de su casa y podría hablar con él.

Pero para su mala suerte, comenzó a quemarse la puerta y enseguida el resto de casa.

El hijo de la mujer moribunda salió de su casa corriendo y gritando: ¡¡Se incendia mi casa!! ¡¡Se incendia mi casa!! Trató en vano de apagar el fuego. Y viendo que su casa estaba hecha un montón de cenizas comenzó a llorar.

Mientras esto ocurría, el lacayo le dijo: - Yo solo quería decirle que su madre está moribunda y quiere verlo antes que se muera -.

El hombre lo miró y lloraba aún más. El lacayo no sabía si lloraba por su madre o por su casa.

Esto mismo nos ocurre cuando tenemos un síntoma y no escuchamos a nuestro cuerpo. Muchas veces ese síntoma leve se transforma en una grave enfermedad, porque nunca supimos escuchar a nuestro cuerpo.

Cuando el mensaje de la mente subconsciente es simple, se produce una dolencia pasajera, un accidente, o algo sin gran consecuencia para nosotros. Luego, si no le hacemos caso a esta alarma, el mensaje aumenta produciéndose una síntoma o dolencia mayor. Finalmente, si no buscamos la incoherencia que hay en nuestra vida, el mensaje se transforma en una enfermedad más grave en nuestro cuerpo

Generalmente, los mensajes están relacionados con las emociones que estamos viviendo, principalmente el miedo, la rabia y sus derivados.

¿Cómo funciona nuestra mente?

Como vimos, la mente es un computador de gran poder, que funciona con algoritmos y caminos neuronales establecidos.

A través de los sentidos, (gusto, tacto, olfato, audición y vista), recibimos los diferentes estímulos o información desde el medio exterior a nuestro cuerpo físico. La mente consciente califica esta información, como una dualidad: buena - mala, segura – insegura, peligrosa - sin peligro, etc. Para hacer esta calificación, esta mente usa la información o algún registro guardado en la base de datos de la mente subconsciente, referente al estímulo recibido.

De acuerdo al análisis efectuado por la mente consciente, la mente envía información al sistema nervioso autónomo, de allí al sistema endocrino para que segregue diversos compuestos. Así, las distintas partes del cuerpo físico reaccionan a este estímulo, ya sea con una respuesta relajada o una respuesta de preparación a un peligro o con una respuesta de reacción, u otro tipo de respuesta.

La mente subconsciente como sabemos, es la base de datos donde se guardan las experiencias emocionales (como traumas o solo experiencias vividas), quedando archivadas como creencias o programas mentales, y estas creencias activan los recuerdos, las emociones, los bloqueos e interferencias, frente a situaciones que nos recuerdan a experiencias previas o traumáticas vividas, aunque no seamos conscientes de ello.

Por ejemplo, cuando vivimos una experiencia emocionalmente intensa, nuestra parte subconsciente reconocerá otras situaciones relacionadas con aquellas como peligrosas, y activará todos los sistemas de alerta, sintiéndonos desbordados, generando malestar y sufrimiento, a pesar de que en el presente la situación no sea realmente peligrosa.

Un ejemplo claro de esto son las alergias, donde la mente envía un mensaje de peligro a través de la irritación de la piel u otros órganos de nuestro cuerpo, aunque no estemos expuesto al mismo peligro de la primera vez.

Para graficar esta idea, una persona que se ha intoxicado con mariscos o algún otro alimento, es seguro que en el futuro tenga una fobia o no pueda comer ese alimento que le causó la intoxicación, porque en el subconsciente se guardó la información que aquel alimento es altamente peligroso para su salud.

De este modo, todas las enfermedades empiezan primero en la mente, en la información almacenada allí.

Puede ser que se origine a través de tu mente consciente, al recibir algún estimulo calificado como negativo o puede ser a través de tu mente subconsciente, mediante alguna creencia o programa mental limitante, como por ejemplo cuando tu mama te dijo cuando niño que si no te abrigabas te ibas a enfermar y cuando grande si sientes frio y no te abrigas, te resfrías o tienes algún síntoma.

Pero, *¿cuál es el mecanismo que se origina para que la mente produzca la enfermedad?*

Lo explicado anteriormente, como un mecanismo de estímulo y respuesta, en nuestro cuerpo físico se relaciona con la descodificación del mensaje a través de las emociones. Cualquiera sea la forma en la que contraes una enfermedad, se coloca en acción la emoción, o dicho de otro modo, toda enfermedad está asociada a una emoción.

En el ejemplo de la intoxicación con alimentos, la persona cuando ve o escucha que hay para comer el alimento que le causo el daño, inmediatamente aparece una emoción como forma de rechazo.

Entonces, cuando la mente subconsciente envía el mensaje al cuerpo físico a través del sistema nervioso, en el cuerpo físico se produce una emoción, la emoción se traduce en la secreción de productos químicos en la sangre, lo cual genera el síntoma físico que sentimos como dolor, malestar, enfermedad, etc.

Las emociones y la enfermedad.

Anteriormente dije que la emoción surge en el punto en que se encuentran la mente y el cuerpo físico, ya que la emoción es la reacción del cuerpo a la mente, o mejor dicho, un reflejo de la mente en el cuerpo físico. En otras palabras, el pensamiento se hace materia a través de la emoción.

Un pensamiento de ataque o un pensamiento hostil crearán un aumento de energía en el cuerpo, esa sensación que llamamos ira o rabia. El cuerpo se alista a luchar. Se genera un pensamiento de que tú estás siendo amenazado, física o psicológicamente, esto hace que el cuerpo se contraiga, y ese es el aspecto físico de lo que llamamos miedo.

La investigación científica ha demostrado que las emociones fuertes producen cambios en la bioquímica del cuerpo. Estos cambios bioquímicos representan el aspecto físico o material de la emoción. Por supuesto, tú no eres consciente de todos tus pensamientos, y tampoco de tus patrones de pensamiento que hay en tu mente. Sólo observando tus emociones puede hacerlos conscientes.

Cuanto más identificado estés con tus pensamientos, es decir cuánto más tu Ego controla tu vida, tus gustos y tus odios, tus juicios e interpretaciones, más fuerte será la carga de energía emocional que tengas, seas tú consciente de ello o no.

Si tú no puede sentir tus emociones, si está desconectado de ellas, eventualmente las experimentarás en un nivel puramente físico, como un problema o síntoma físico.

Un patrón emocional inconsciente puede incluso manifestarse como un evento externo que aparentemente te sucede a ti. Por ejemplo, la gente que lleva dentro mucha ira sin ser consciente de ella y sin expresarla, tiene más posibilidad de ser atacada, verbal o incluso físicamente, por otras personas iracundas y a menudo sin razón aparente. Tienen una fuerte emanación de ira, que ciertas personas reciben subliminalmente y que dispara su propia ira latente o subconsciente.

Te has dado cuenta que hay personas que siempre tienen que pelear o discutir con alguien, en la calle, en su trabajo o donde vayan. Esto es, porque tienen ira subconsciente y otras personas que también tienen ira subconsciente lo detectan, entonces se produce una resonancia electromagnética o están vibrando en la misma frecuencia ambas personas, lo cual se traduce en el campo físico como una discusión.

El cuerpo físico responde a la manera de pensar, sentir y actuar que cada uno de nosotros tenemos guardado en nuestra mente subconsciente. Este es un tipo de conexión mente-cuerpo y lo expresamos a cada momento de nuestras vidas.

De este modo, cuando estamos estresados, ansiosos o molestos, tu cuerpo reacciona de una manera que puede indicarte que algo no está bien. Por ejemplo, es posible que desarrolles una presión arterial alta o una úlcera de estómago u otra enfermedad, después de un impacto emocional particularmente estresante, como puede ser la muerte de un ser querido.

Las emociones no expresadas o vividas en soledad, afectan principalmente a nuestra salud y se expresan en el cuerpo a través del dolor o de la enfermedad. Nuestro cuerpo nos envía señales (dolor) igual que una alarma, para llamar la atención sobre algo que está mal en nuestra vida y si no buscamos el mensaje de esa alarma, seguiremos enfermándonos.

¿Cómo se crea una emoción?

Una emoción surge del pensamiento en la mente consciente. La mente capta todos los estímulos que le envían los cinco sentidos. Luego el Ego, analiza, juzga, clasifica como positivo o negativo, de acuerdo a la información existente en la base de datos y luego genera una sensación agradable o desagradable en el cuerpo y finalmente el Ego-mente, envía la información al cuerpo a través del Sistema Nervioso Autónomo, produciendo la reacción generada por una emoción positiva o negativa. Esto dicho de una manera muy simple.

Una emoción habitualmente representa un patrón de pensamiento amplificado y energizado, y puesto que a menudo es una carga energética excesiva, se crea un círculo vicioso entre tu pensamiento y la emoción: se alimentan recíprocamente, pensamiento - emoción, en un círculo sin fin.

El patrón de pensamiento que está en la mente subconsciente, crea un reflejo magnificado de sí mismo en forma de emoción y la frecuencia vibratoria de la emoción continúa alimentando el patrón de pensamiento original. Al permanecer mentalmente en la situación, evento o persona que percibimos como causa de la emoción, el pensamiento le brinda energía a la emoción, que a su vez energiza el patrón de pensamiento y así sucesivamente.

Un ejemplo: cuando alguien te dice algo o hace algo que te causa molestia, la mente recoge la acción o las palabras, las analiza y solicita información a la mente subconsciente, donde aparecen las creencias, experiencias pasadas, traumas, etc., (patrón de pensamiento), que tienen que ver con esa acción o esas palabras. Se envía esa información al Ego (mente consciente), quien produce la emoción negativa, principalmente de enojo, ira, rabia, (según tu patrón de pensamiento). Dependiendo de la magnitud del hecho o palabras, la emoción se transforma en una acción física o verbal, lo cual es la reacción de tu mente (patrón de pensamiento) al hecho ocurrido,

Esta situación quedará en tu mente consciente o memoria a corto plazo, y al cabo de un rato te acordarás del hecho o se lo contaras a otra persona y surgirá nuevamente la emoción negativa. Esto significa que tus pensamientos (recuerdos) continuaran alimentando como un círculo vicioso sin fin o como un algoritmo computacional, a la emoción.

Además, la reacción al hecho, dependerá del patrón de pensamiento o archivos en tu mente subconsciente, y podrás reaccionar violentamente, o menos agresivo/a o con agresión verbal o con llanto, etc., simplemente no reaccionar.

Tipos de Emociones.

El ser humano puede vivir dos tipos de emociones, las emociones elevadas y las emociones negativas.

Las emociones elevadas siempre están relacionadas con el corazón, y con la gran emoción positiva que es el amor, por ejemplo: la generosidad, compasión, confianza, paz, alegría, libertad, felicidad, determinación, etc... Más adelante hablaremos del corazón y de sus emociones.

Las emociones negativas surgen de la gran emoción negativa que los seres humanos sentimos: el Miedo.

Por miedo podemos generar las siguientes emociones negativas y sus hijos: Ira, inseguridad, tristeza, pena, desconsuelo, odio, culpabilidad, deseo o ambición, ansiedad, codicia, crueldad, avaricia, lujuria, gula, soberbia, vanidad, orgullo, venganza, celos, preocupación, pesimismo, agobio, depresión, impaciencia, desesperación, aburrimiento, dudas, depresión, adicción, egoísmo, codicia, etc.

La gran emoción negativa: El Miedo.

Es una emoción ancestral en el Ser humano y es una herencia de nuestros antepasados simios y animales. La principal arma de defensa de un animal es el miedo.

La energía negativa madre del Ego es el Miedo. De esta emoción nace la Ira o el Deseo, de las cuales emergen la mayoría de las otras emociones negativas.

Cabe recordar que el miedo se genera en la amígdala cerebral, la cual se ubica en el cerebro límbico y el que está en conexión con el cerebro reptiliano o cerebro ancestral.

El miedo tiene muchas formas, por ejemplo: miedo a la pérdida, miedo al fracaso, miedo a que nos hieran, y así sucesivamente; pero, en definitiva, todos los miedos pueden resumirse en el miedo del Ego a la muerte, a la aniquilación y desaparición. Para el Ego, siempre la muerte está a la vuelta de la esquina y por ello el miedo a la muerte afecta a todos los aspectos de tu vida.

Por ejemplo, algo tan aparentemente trivial y normal como la necesidad compulsiva de tener la razón en una discusión y demostrar que el otro está equivocado, defender la posición mental con la que te has identificado se debe al miedo a la muerte del Ego.

¿Pero, como es eso?, te preguntas.

Cuando estás en una discusión con alguien y te identificas con una posición mental y resulta que estás equivocado, tu sentido de identidad, basado en la mente, se sentirá bajo una seria amenaza de aniquilación y desaparición. Por tanto, tú, como Ego, no puede permitirte estar equivocado. Equivocarse es morir. Tratarás por todos los medios de tener siempre la razón y si te das cuenta que no la tienes, no dices que estás equivocado.

Esto ha motivado muchas discusiones entre personas, guerras entre países y ha causado la ruptura de innumerables relaciones de todo tipo. De este modo, la necesidad compulsiva, apremiante y profundamente inconsciente de tener razón, es una forma de miedo y es una clara señal del control del Ego y la mente.

Esto es lo que ocurre con nosotros, estamos constantemente con miedo y ello conlleva al estrés. La mente consciente al estar en permanente miedo, envía mensajes para activar la orden a través del sistema nervioso autónomo, que se liberen diversas hormonas del miedo, en todo el cuerpo físico. Esto significa que vives en permanente estrés, permanente sufrimiento, pensando y preocupado en el futuro, donde está el miedo.

El miedo siempre está en el futuro, o en el pasado y nunca en el presente.

También podemos sentir otras emociones negativas. Como mencioné, el Ego está asociado siempre a emociones negativas, que en algunos casos llamaremos energías negativas.

Por ejemplo:
Miedo a no ser querido, nacen los Celos
Miedo a ser pobre, nace la Avaricia
Miedo a la enfermedad, nace la Gula
Miedo a no controlar las cosas, nace la Ansiedad
Miedo a desaparecer nace la Soberbia.

Como ves, del miedo nacen las distintas emociones negativas que nos embargan y que llevamos como una carga emocional, desde que nacemos hasta nuestra muerte, si es que antes no hacemos nada por eliminar este peso de nuestra mente subconsciente.

La única arma que tiene la mente (y el ego) para proteger el cuerpo físico es el miedo y en la prehistoria era muy útil, pero hoy en la sociedad que vivimos no lo es tanto, pero, de todos modos, en todas partes lo utilizan para manejarnos y controlar nuestra vida. Vemos, que los medios de comunicación, religiones, gobiernos, sistema económico, etc., usan el miedo permanentemente para controlarnos y controlar nuestras vidas.

Pero, lamentablemente, ese miedo que antes nos protegía, ahora nos enferma. Al tener miedo, tu cuerpo se estresa, el sistema inmunológico y otros órganos se descompensa y eso te enferma.

Según los maestros de la medicina china, dicen que el miedo estás asociado al agua y a los órganos del riñón, vejiga, oídos. De hecho, cuando sientes miedo, la sensación asociada a éste es el escalofrío. En la medicina ayurveda, el miedo está en el primer chacra, el chacra raíz y el escalofrío del miedo, nace desde la zona genital hacia arriba, por la espalda.

La rabia: La hija del miedo.

La igual que el miedo, la rabia es una emoción básica, ya que también la mente la utiliza como una conducta de defensa-ataque. En los animales, al sentir miedo generan rabia y con ello, pueden prepararse para el ataque de su enemigo. En los humanos, este proceso es idéntico y hasta nuestros días y lo sigue experimentando.

La ira es una emoción que aparece cuando nos vemos sometidos a situaciones que producen frustración o nos resultan desagradables, pues nos sentimos atacados y en una situación de inseguridad. Es decir, la ira es un resultado de sentir miedo a la muerte del Ego y la necesitamos para defendernos.

Es importante ser conscientes de que la verdadera causa de la ira no son las cosas que nos pasan o lo que nos hacen los demás, sino cómo nuestra mente reacciona, o cómo interpreta la información enviada por los demás y la finalidad que persigue cuando reacciona a esa información.

Aunque, esta emoción es natural y todos la experimentamos, sin embargo, cuando la ira es demasiado frecuente o está siempre presente en nuestro cuerpo físico o en nuestras vidas o es desproporcional, aparecen los problemas. Si se nos va de las manos, puede ser muy desagradable y traducirse en un deterioro de nuestra existencia y podemos presentar un comportamiento disfuncional, que puede conducirnos a un dolor emocional o físico intenso.

Cuando aparece la ira en nuestro Ser, la primera respuesta corporal es, que nuestro cuerpo se activa para la defensa o el ataque. Así, el ritmo cardiaco aumenta al igual que nuestra respiración se acelera, nuestros músculos se tensan y el flujo sanguíneo se dispara, preparándonos para actuar ante una amenaza percibida. El sistema muscular y cerebro se fortalecen y el sistema inmunológico se debilita. El cuerpo físico se prepara para el ataque o la huida.

La segunda respuesta es una respuesta cognitiva. Cuando estamos inmersos en una situación, ésta por sí sola no tiene ningún valor emocional, sino que es la valoración personal (patrón de pensamiento) que hacemos de ella, la que le confiere un significado. Así que, cuando interpretamos una situación como un abuso, una injusticia, una falta de respeto o como un obstáculo para conseguir una meta, sentimos ira y el cuerpo se prepara, estresándose.

La última respuesta de la ira tiene que ver con la gestión conductual en estas situaciones. Así, la conducta en estas circunstancias está orientada para defendernos de aquello que se interpone en nuestro camino y para ello se genera una energía interna que mueve a la eliminación del obstáculo.

Ahora bien, no debemos confundir la emoción de la ira con la agresividad, ya que ésta es una de las múltiples maneras de la gestión emocional. Experimentar y expresar la ira a través de la agresividad depende de las conductas que hayamos aprendido a lo largo de nuestra vida y de nuestro patrón de pensamientos.

La ira se puede expresar desde varias caretas, como la crítica, la ironía, la soberbia. Cada una de estas formas corresponde a expresiones de la ira en cada uno de nosotros.

La ira subconsciente.

La ira al igual que el miedo se encuentra enclavada en la base de datos de nuestro subconsciente y en muchas situaciones de nuestra vida diaria, expresamos la ira subconsciente, y por ello no nos damos cuenta o somos inconscientes de ella, ya que nuestra mente le coloca una de las caretas indicadas anteriormente.

Así es, la crítica, es un tipo de ira subconsciente.

La ironía o la soberbia, también es una forma de ira subconsciente.

En primer lugar, este tipo de ira la usamos contra nosotros, cuando nos criticamos por algo y decimos: *"Puchas, que soy estúpido", "Como pude equivocarme tanto".* Esta ira, como crítica, la expresamos a cada rato, ya sea contra nosotros o contra otras personas.

Te has preguntado *¿Cuántas veces al día te críticas? O ¿Cuántas veces al día críticas a otras personas?*

Creo que no sabes la respuesta, porque no has estado atento a tu ira.

Debes saber que cada vez que te criticas o juzgas a otras personas, estas descargando energías negativas que por un lado le causan daño a tu salud y, por otro lado, las otras personas captan esas energías a través de su subconsciente, y reaccionan con ira hacia ti, por el efecto de resonancia explicado anteriormente.

Otra forma de expresar ira inconsciente es través de la ironía. La ironía es una forma de expresión mediante la cual se da a entender lo contrario de lo que se dice. Pero, normalmente la ironía se transforma en un sarcasmo, que no es más que un comentario o burla punzante o hiriente hacia una persona.

Las personas irónicas normalmente no manifiestan su descontento abiertamente y lo hacen a través de un sarcasmo, lo cual se toma como un falso humor. El irónico trata de humillar, mediante la burla para así demostrar su superioridad intelectual y su rabia.

Algunos ejemplos de ironía, son los siguientes:

¡Qué puntual eres!, se lo dice una persona a otra cuando esta última llega tarde a una cita y no quiere expresar su rabia por haber esperado.

¡Gracias, no esperaba menos de ti! , se lo puede decir una persona a otra que se negó a hacerle un favor y esperaba ese favor.

¡Ella siempre tan trabajadora! , se le dice a una persona que no cumple con sus deberes, y no se atreve a decirle que es más bien floja.

¡Había olvidado que tú eras el más inteligente, y que todos los demás éramos unos tontos! Denota rabia por alguien que hizo algo o hizo comentario, poniendo en duda la capacidad intelectual de los demás

Según la medicina china, la rabia se asocia a los órganos del hígado, vesícula biliar y el ojo y con todas las enfermedades terminadas en itis.

El miedo y la ira son herramientas que la mente utiliza para protegernos de los distintos peligros del entorno, pero lamentablemente nos enferman, así como también nos enferman muchas creencias limitantes que traemos de nuestra niñez.

Recuerda que todas las energías negativas (miedo, ira, etc.), generan sustancias químicas que se liberan en el torrente sanguíneo y por eso producen sensaciones y síntomas en tu cuerpo físico. El efecto negativo y el estrés producido por estas sustancias será tan prolongado, como se mantengan tus pensamientos negativos asociados a la emoción.

¿Porque no puedo alcanzar la felicidad?

Hemos hablado de la mente y como ella nos controla. Hemos hablado de las emociones y como ellas nos hacen sentir mal y nos enferman. Hemos hablado del Ego y como controla nuestra vida en el día a día.

Hemos hablado que la mente hace su trabajo a través de algoritmos o programas que están insertos en el subconsciente. Pero, *¿que son esos algoritmos? ¿Qué son esos círculos que repetimos* *una y otra vez? ¿Qué es el patrón de pensamientos?*

Al igual que en el computador, todo eso se traduce en instrucciones que se activan cada vez que hay un estímulo y esas instrucciones o patrón de pensamientos se llaman Creencias.

¿Qué son las Creencias?

Las creencias son el componente básico de la mente subconsciente. Todo lo almacena como una creencia. Si te intoxicas, si sufres, una desilusión amorosa, si fracasas en algo, si tienes un accidente, etc. Todo se almacena en la mente subconsciente como una creencia.

Las creencias son los componentes básicos de la personalidad. Ellas definen toda nuestra vida, definen desde como vemos el mundo, como vemos a otras personas, como vemos la realidad, vemos lo que nos interesa, lo que nos agrada, lo que nos desagrada, lo que es bueno, lo que es malo, etc.

Estas creencias son las que componen la gran base de datos de la mente subconsciente. Tenemos miles de creencias en nuestra mente, desde las más esenciales o estructurales de nuestra personalidad, hasta las menos importantes.

Por ejemplo, creencias de una persona, son:

Yo soy hombre / mujer

Yo soy alto(a) /bajo(a)

Yo soy moreno/ rubio

Yo soy bueno para….

Yo soy malo para…

Yo creo en…

Las creencias las expresamos a través de nuestros pensamientos en cada segundo de nuestras vidas, porque una creencia está codificada como una frase.

Por ejemplo, cuando una persona dice: ¡*Yo soy malo para las matemáticas*¡, está expresando una creencia que hay en su mente subconsciente. O cuando dice: ¡*La vida está cada vez más difícil*¡, también está expresando su creencia acerca de la vida.

¿Y por qué existe estas creencias?

Como dije anteriormente la mente subconsciente tiene la misión de protegernos, es nuestra herramienta de supervivencia, y para ellos guarda toda la información que sea útil para su función, de acuerdo al impacto emocional que produce cada vivencia que tenemos en esta vida o en vidas pasadas, y la guarda como creencia.

Las creencias son las que forman el patrón de pensamiento que cada individuo tiene y es por ello, que cada persona es única y piensa, decide y hace las cosas a su modo.

Esta información (patrón de pensamiento) es la que aparece en cada momento, cuando el Ego o mente consciente debe analizar la información recibida por los cinco sentidos. En otras palabras, el Ego no decide por sí solo, sino que son las creencias o el patrón de pensamiento que tenemos, las que le dicen que emoción se debe activar o desactivar.

Las creencias tienen consecuencias de gran alcance, tanto positivo como negativo, en cada área de tu vida. Las creencias afectan su autoestima, la prosperidad, relaciones humanas, el desempeño laboral, y la perspectiva espiritual, incluso tu salud mental y física. Es decir, están en toda tu existencia. Esto es, porque la mente subconsciente no filtra lo que guarda, sino que almacena toda la información que te puede hacer daño o no a tu persona.

Estas creencias se forman como resultado de varios factores. Al igual que el software operativo en un ordenador personal, nuestro patrón de pensamiento son el resultado de los estilos de enseñanza de nuestros padres, del entorno en el que vivimos, del condicionamiento cultural, de experiencias vividas en esta o en vidas pasadas, de la información de nuestro árbol genealógico.

En otras palabras, estamos profundamente influenciados por las conclusiones extraídas de nuestra programación anterior y de las experiencias pasadas. Esto significa, que cuando llegamos a este mundo, ya cargábamos con información que fue completada por lo vivido desde nuestra concepción, gestación, nacimiento y de experiencias vividas en esta vida.

Toda esta información, en forma de creencias, se almacena en la mente subconsciente, en la gran base de datos. A pesar de que podemos ser en su mayoría inconscientes de su influencia sobre nosotros, esta base de datos es la que dirige nuestras acciones y comportamientos observables de cada día.

Estas creencias subconscientes crean los filtros perceptivos a través del cual observamos la vida y respondemos a los retos de la vida. Estos filtros son la base de nuestras acciones y reacciones ante cada nueva situación en nuestras vidas. Creencias tales como *"Yo soy competente "," soy poderoso "*, o *"estoy a salvo"* influyen profundamente nuestra capacidad para llevar a cabo nuestra vida con eficacia.

El problema no son las creencias que tenemos, sino que también en esta base de datos se han almacenado una gran cantidad de Creencias Limitantes. Ellas, como su nombre indica, nos limitan y no nos dejan crecer como Ser y nos mantienen esclavos de la mente.

La mente subconsciente no analiza la información que almacena, sino que almacena todo lo que vivimos, sea bueno o malo. Entonces, almacena las creencias que se transforman en limitantes para nuestra vida y que nos restringen en nuestro crecimiento como ser humano.

Además de las creencias limitantes, en esta base de datos existen las creencias potenciadoras, que nos permiten crecer como ser humano.

En consecuencia, las creencias limitantes, son las que nos hacen daño y nos enferman. Lamentablemente, la mayoría de las creencias almacenadas en esta base de datos son limitantes.

Algunas **creencias limitantes** que podemos encontrar en la mente son:

No importa lo que yo haga o cuánto lo intente, nunca soy lo suficientemente bueno.
Las decisiones que tomo habitualmente resultan mal.
Mi vida es un caos.
Yo culpo a los demás de mis problemas.

Yo no debería intentar algo nuevo o arriesgado, porque siempre me equivoco.

No puedo confiar en la gente.

Mi opinión no importa.

Lo que hago no es realmente importante.

No es seguro pedir ayuda a otros, porque no puedo confiar en ellos.

Estas creencias aparte de ponernos límites a nuestra realidad también nos hacen sentir infelices, nos muestran una vida complicada y llena de obstáculos, nos presentan una realidad difícil, en la cual no es posible lograr la felicidad.

Cuantas veces escuchamos cuando niños estas frases:

Si no te abrigas, te vas a enfermar.

No sirves para nada, eres un tonto.

Lávate las manos para comer o sino te vas a enfermar.

Cómete toda la comida o sino serás enfermizo.

No juegues con tierra, te puedes enfermar.

Todas esas frases que escuchamos cuando niños, quedaron grabadas a fuego en nuestra mente subconsciente, y cuando somos adultos, nos enferman, o nos limitan en lo que queremos ser cuando seamos adultos, porque tu mente conecta a la frase correspondiente y te enfermas del estómago o no puedes emprender algún estudio, porque eres tonto.

La mayoría de nosotros estamos de acuerdo, y los científicos del comportamiento confirman que nuestros comportamientos y personalidad son un reflejo directo de nuestras creencias, generadas a partir de las experiencias del pasado.

De este modo, las creencias que tenemos en nuestra mente subconsciente, son las que modelan nuestra existencia, porque ellas no dicen lo que debemos o no hacer en cada día de nuestra vida.

¿Tienes una mente egotista?

Ahora que ya conoces a tu mente, sabrás si tu vida está controlada por tu Ego. Recuerda que en las páginas 24 y 25 respondiste unas preguntas, con tus respuestas sabremos qué tipo de mente tienes.

Si respondiste las diez preguntas del test de las páginas 24 y 25, entonces cuenta 10 puntos por cada respuesta de las letras A o B, y por cada respuesta de la letra C, descuenta 10 puntos. Entonces, si tienes 100 puntos (respondiste A o B) , entonces tu Ego controla tu vida en un 100%.

Si tiene puntaje positivo (mayor que cero), significa que tu Ego controla a tu vida y tienes mente egotista.

Si tienes un puntaje cero, hay un equilibrio entre tu mente y tu consciencia.

Si tienes puntaje negativo (menor a cero) , te dejas guiar más por tu consciencia que por tu ego.
Si tienes -100 puntos, eres solo consciencia.

¿Qué es la Mente Egotista?

La mente egotista, es la que está controlada por el Ego y está condicionada por el pasado o por el futuro. También, está condicionada por el contenido y la estructura. El contenido es lo físico, lo material y la estructura son nuestros programas mentales o creencias, nuestro patrón de pensamiento.

Por ejemplo, si el niño llora amargamente porque ya no tiene su juguete, en este caso, el juguete representa el contenido (materia) y su estructura es que el juguete le pertenece (estructura mental, creencia: "el juguete es mío").

Para nosotros los adultos, el contenido con el cual nos identificamos está condicionado por el entorno, la crianza y la cultura que nos rodea.

Una de las estructuras mentales básicas a través de la cual entra en existencia el Ego es la identificación con las cosas, nos identificamos con lo material.

Las cosas con las cuales nos identificamos varían de una persona a otra, según sus creencias y de acuerdo con la edad, el género, los ingresos, la clase social, la moda, la cultura, etc. Aquello con lo cual nos identificamos tiene relación con el contenido (lo físico); por otra parte, la compulsión inconsciente por identificarse es estructural. Esta es una de las formas más elementales como opera la mente egotista.

La mayoría de las personas se identifican completamente con la voz de la mente, con ese torrente incesante de pensamientos involuntarios y compulsivos y con las emociones que lo acompañan. Podríamos decir que están poseídas por la mente egotista.

Mientras permanezcamos completamente ajenos a esa situación, creeremos que somos el pensador, pero esa es la mente egotista. La llamamos egotista porque hay una sensación de Ser, de Yo (Ego) en cada pensamiento, en cada recuerdo, interpretación, opinión, punto de vista, reacción y emoción.

En la mayoría de los casos, cuando decimos "Yo", es el Ego quien habla, no nosotros. Como sabemos, el Ego consta de pensamiento y emoción, de un paquete de recuerdos que identificamos con "yo y mi historia". También contiene identificaciones personales, no solamente con los bienes materiales, sino también con las opiniones, la apariencia externa, los resentimientos acumulados o las ideas de ser superiores o inferiores a los demás, de ser un éxito o un fracaso.

La mente Egotista nunca es feliz y piensa que la felicidad plena no existe, y solo conoce el sufrimiento pleno. La mente egotista te dice: *"la vida es un camino lleno de sufrimiento"*, o también te puede decir: *"la vida es un duro camino."*

Aquí podría surgirte la siguiente pregunta: *¿Habría que suprimir el Ego de nuestras vidas, para no tener una mente egotista y ser feliz?*

No, el Ego no lo podemos suprimir porque es una parte de nuestra mente. El Ego es una parte nuestra. Lo que podemos hacer es No dejar que conduzca nuestras vidas.

Lo voy a ejemplificar de este modo: No se puede colocar a conducir un vehículo a una persona asustadiza, miedosa, insegura, porque va a conducir mal y chocará cada vez que conduzca el vehículo. Y eso hace el Ego. El Ego es miedo y el miedo no puede conducir tu vida de manera correcta.

El Ego, actúa por miedo y por ello, se equivoca y envía mensajes de estrés al cuerpo. Esto no significa que no sirva, sino que debe cumplir otras funciones. Por ejemplo, el Ego para que tu aprendas, para que te desenvuelvas en tus actividades diarias está muy bien, hace muy bien su función, porque es analítico, critico, etc., y en tu trabajo debes ser analítico, critico, debes juzgar si el trabajo es de calidad, si el trabajo está bien hecho, según las pautas. Pero para manejar tu vida, no hace un buen trabajo, no sirve, porque se equivoca continuamente, porque actúa desde el miedo.

Ta has dado cuenta que cuando conoces a alguien, inmediatamente te formas una opinión de esa persona, y la mayoría de las veces está equivocada. Eso es porque el Ego y la mente se equivocan frecuentemente.

Para graficar lo que digo, observa esta figura. *¿Que ves en la figura 1?*

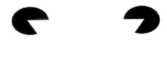

Figura 1.

Seguramente estás viendo un triángulo blanco y tres círculos negros en cada uno de sus vértices.

Pero tu mente se equivoca, porque allí hay solo tres círculos a los cuales les falta una parte de ellos. Pero, tu mente al ver esta figura, inmediatamente completa la información con algo conocido, con algo que está en la base de datos y por ello ves el triángulo que no existe.

Esta situación ocurre en cada momento de nuestras vidas que la mente consciente y con ello el Ego, nos entrega información que no es real, es solo una invención porque la mente no puede dejar espacios en blanco, y debe contarnos una historia completa.

¿Te ha ocurrido que te están contando una historia y en tu mente ya estás imaginando el final? Y lo más probable que el final sea distinto a lo imaginado.

Pero, *¿porque somos adictos al Ego y a las emociones negativas?*, o, más exactamente, a lo que llamamos hormonas del estrés.

Cuando reaccionamos a una circunstancia del exterior que nos parece amenazadora, tanto si la "amenaza" es real como imaginaria, nuestro cuerpo libera un coctel de hormonas del estrés, para movilizar enormes cantidades de energía que nos permitan hacer frente a dicha amenaza. En esos casos, el organismo se desequilibra sale de su homeostasis (equilibrio), entonces, el cuerpo se encuentra en estado de estrés, para responder a lo que la mente llamó "amenaza"

Se trata de una reacción natural, porque en el pasado liberábamos un cóctel químico de adrenalina, cortisol y otras hormonas parecidas, cuando nos topábamos con un animal u otro peligro del mundo exterior. Tal vez nos persiguiera un depredador, por ejemplo, y tuviéramos que decidir a toda prisa si luchar, huir o escondernos y esta reacción sería normal y útil para nuestra supervivencia.

Cuando entramos en modo de supervivencia, automáticamente nos convertimos en seres materialistas, que definen la realidad a partir de los sentidos; a partir de lo que vemos, oímos, olemos, palpamos y saboreamos.

También nos concentramos al máximo en la materia; en nuestros cuerpos ubicados en un espacio y un tiempo determinados. Las hormonas del estrés nos inducen a enfocar toda la atención en el mundo exterior, porque ahí acecha el peligro.

En tiempos prehistóricos, esta reacción suponía una ventaja. Era una respuesta adaptativa. Nos ayudaba a seguir con vida. Y una vez sorteado el peligro, cuando éste había pasado, los niveles de hormonas del estrés volvían a la normalidad.

En los tiempos modernos, en cambio, las circunstancias son muy distintas.

Tras una llamada o un email del jefe o de algún miembro de la familia que nos produce una fuerte reacción emocional, como rabia, frustración, miedo, ansiedad, tristeza, sentimiento de culpa, sufrimiento o vergüenza, los primitivos mecanismos de huida o lucha se también activan y reaccionamos igual que si nos persiguiera un depredador. Y esas reacciones químicas se prolongan en el tiempo de manera automática, porque la amenaza externa no desaparece, porque el patrón de pensamientos mantiene la amenaza en nuestra cabeza.

La verdad es que muchos de nosotros pasamos buena parte del tiempo en un estado de excitación constante. Sufrimos estrés crónico, como si el depredador, en lugar de vivir en la selva y enseñar los dientes de vez en cuando, viviera en la misma cueva que nosotros: un compañero de trabajo tóxico cuyo escritorio se encuentra junto al nuestro, por ejemplo, o un familiar que nos causa desagrado, una situación desagradable con alguna persona, etc.

Al Ego no lo podemos eliminar, no podemos vivir sin Ego. Sino que debemos evitar que controle nuestra vida.

La única forma de salir de tu cárcel, que es tu mente, y liberarte, es transmutando esas emociones negativas por emociones elevadas, y así evitar que tu Ego controle tú vida.

En otras palabras, lo que debemos hacer es salir del círculo vicioso de todo lo que representa en Ego en nuestras vidas y que hemos vivido durante años, como son los pensamientos tóxicos, las emociones negativas, las creencias limitantes, Todas las cuales nos han causado daños por tantos años.

Como verás, lo que estoy diciendo no es algo que puedas hacer de la noche a la mañana, ya que toda tu vida has sido controlado por tu mente, pero lo importante es dar el primer paso, es tomar la decisión que debes hacer el cambio.

El primer paso es darse cuenta que el Ego controla tu vida. Cuando tomes consciencia de esto, ya estarás despertando a tu conciencia y lo que sigue puedes lograrlo con trabajo y paciencia.

En el siguiente capitulo te entregaré la información de mi experiencia, en mi proceso de cambio y lo que necesitas para controlar tu mente y tu Ego, lo cual no es imposible. Cada día más y más personas entran en este camino de la conciencia y del cambio. Comienzan a liberar su mente y a ver la vida desde otro lugar.

OBSERVA TU VIDA CON LOS OJOS DEL CORAZON

Tal vez, te puedes estar preguntando: *¿cómo voy a ver la vida con los ojos del corazón?*

Para explicar esto, empezaré por contarte un cuento:

"En una aldea había un anciano muy pobre, que vivía en una pequeña granja, junto a su esposa y su hijo. Cuando un día a salir de la casa ven con su hijo que había llegado un hermoso caballo blanco en el corral.

Los vecinos cuando se enteraron de esto, fueron y le decían al viejo: ¡Vende ese caballo, debe valer mucho oro! Algunos vecinos le ofrecieron una, dos, hasta diez monedas de oro y el anciano, les decía: Esto es sólo parte de la historia si llegó a mi casa es por algo.

Un día el Rey se enteró de este hermoso caballo y fue a verlo y le ofreció cantidades fabulosas de dinero por el caballo, pero el hombre siempre decía: -"Mi Rey, no puedo venderle ese caballo, porque llegó a mi casa -. ¿Y cómo se puede vender un regalo?"

Una mañana, al levantarse descubrió que el caballo blanco ya no estaba en el establo. Se había ido. Todo el pueblo se reunió en su casa y le decían: - "Viejo tonto. Sabíamos que algún día te robarían el caballo. Hubiera sido mejor que lo vendieras-. - ¡Qué desgracia! -".

- "No vayamos tan lejos"-, dijo el anciano y prosiguió - "Simplemente digamos que el caballo no está en el establo. Éste es el hecho. Todo lo demás es vuestro juicio. Si es una desgracia o una suerte, yo no lo sé, porque esto es apenas un fragmento de la historia. ¿Quién sabe lo que va a suceder mañana?"-. ¡Todo es parte de la historia! –replicó-.

La gente se rio de él. Siempre habían creído que el anciano estaba un poco loco. Pero después de quince días, una noche el caballo regresó. No había sido robado, sino que se había escapado. Y no sólo eso, sino que trajo consigo una docena de caballos salvajes, muy hermosos y valiosos. De nuevo se reunió la gente de los alrededores, diciendo: - "Tenías razón, viejo. No fue una desgracia sino una verdadera suerte-" "¡¡¡Miren, ahora tiene una fortuna en caballos !!!"

- "De nuevo están yendo demasiado lejos-", dijo el anciano y continuó-. "Di sólo que el caballo ha vuelto. ¿Quién sabe si es una suerte o no? Esto sólo un fragmento de la historia. Estás leyendo apenas una palabra de una oración. ¿Cómo puedes juzgar el libro entero? - terminó diciendo-.

Esta vez la gente no pudo decir nada más, pero por dentro sabían que él estaba equivocado.

Habían llegado doce caballos hermosos. El hijo del viejo comenzó a domarlos y a entrenar a los caballos. Una semana más tarde, mientras domaba se cayó de un caballo y se rompió las dos piernas. La gente volvió a reunirse a juzgar, diciendo: - "De nuevo tuviste razón", dijeron. Era una desgracia. Tu único hijo ha perdido el uso de sus piernas y, a tu *edad, él era tu único sostén. Ahora eres más pobre que nunca-".*

"Están obsesionados con juzgar", dijo el anciano. "No vayas tan lejos. Sólo di que mi hijo se ha roto las dos piernas. Nadie sabe si es una desgracia o una fortuna. La vida viene en fragmentos, y nunca se nos da más que esto".

Sucedió que, pocas semanas después, el país entró en guerra y todos los jóvenes del pueblo fueron llevados al frente de batalla. Sólo se salvó el hijo del anciano, porque estaba lisiado. El pueblo entero lloraba y se quejaban porque era una guerra perdida de antemano y sabían que sus hijos y esposos no volverían.

- "Tenías razón, viejo. Era una fortuna. Aunque tullido, tu hijo aún está contigo. Los nuestros se han ido para siempre"-. "Siguen juzgando", -dijo el viejo-. "Nadie sabe. Sólo di que nuestros hijos han sido obligados a unirse al ejército y que mi hijo no ha sido obligado. Sólo Dios sabe si es una desgracia o una suerte que así suceda" … Todo sólo es parte de la historia- terminó diciendo-.

La enseñanza de este cuento, es que cuando observas la vida con los ojos del corazón simplemente no juzgas, no críticas, porque sabes que cada hecho de la vida, es solo un fragmento del todo, es sólo parte de una gran historia llamada vida.

En occidente, a la mayoría de nosotros se nos ha enseñado que el centro de nuestra sabiduría se encuentra en la cabeza, en la mente. Si se le pregunta a la gente dónde cree que está su capacidad para procesar el pensamiento y la experiencia, generalmente responderá que en el cerebro. Si se plantea la misma pregunta a personas conscientes espiritualmente, te indicarán que en el corazón.

Tu corazón confía en la sabiduría interior que siente y conoce espontáneamente, mientras que tu mente exige pruebas científicas para poder confiar, la mente trata de conocer el espíritu estableciendo condiciones lógicas que deben satisfacerse para que se produzca una liberación de amor. En cambio, el corazón emplea como método el amor intuitivo.

Últimamente se ha encontrado en diversas investigaciones científicas, que el corazón contiene un sistema nervioso que está compuesto por más de 40.000 neuronas o células nerviosas. Además, también se ha descubierto que el corazón produce oxitocina, la misma hormona que segrega el cerebro y es la llamada hormona del amor (1. www.heartmath.org).

Esto hecho representa que el corazón se relaciona con el cerebro a través de diversos mecanismos fisiológicos, lo que influye en el procesamiento de la información, percepciones, emociones. Así, se han encontrado, que las emociones negativas o derivadas del miedo, conducen a un mayor desorden en el ritmo del corazón y en el sistema nervioso autónomo, lo que afecta negativamente al resto del cuerpo.

Por el contrario, las emociones elevadas o derivadas del amor, crean una mayor armonía y coherencia de los ritmos cardíacos. A su vez, mejoran el equilibrio en el sistema nervioso. Las implicaciones para la salud son fáciles de entender: La falta de armonía en el sistema nervioso conduce a la ineficiencia y el aumento estrés en el corazón y otros órganos, mientras que ritmos armoniosos son más eficientes y menos estresante para todos los sistemas del cuerpo físico (2. www.heartmath.org).

Tu corazón conoce y está conectado con tu Ser y se conecta con él a través del amor Universal, no así tu mente y tu Ego que solo conocen a tu Ser físico.

El Instituto HeartMath (HMI), con sede en California, Estados Unidos, es una organización de investigación y educación ha estado desde el año 1991, dedicada a comprender mejor la coherencia cerebro-corazón y ha sido un artífice del trabajo pionero y revolucionario sobre el tema. Toda la información colocada en este capítulo sobre el corazón, la puedes encontrar en su página web: www.heartmath.org

Esta institución ha investigado desde el año 1991 y desarrollado herramientas confiables, con base científica para ayudar a las personas a reforzar el vínculo entre el corazón y la mente, así como a profundizar la conexión con los corazones de los demás. Su objetivo consiste en proporcionar ayuda para armonizar los sistemas físico, mental y emocional mediante la guía intuitiva que brinda el corazón.

Las investigaciones del Instituto HeartMath demuestran que, si mantenemos una coherencia cardiaca y si le sumamos a una intención o pensamiento, un sentimiento o emoción, podemos transformar nuestra energía biológica. Y cuando transformamos nuestra energía, transformamos nuestra vida. La unión de esos dos elementos ejerce efectos constatables en la materia, por cuanto separa nuestra biología del pasado conocido para llevarla al nuevo futuro. (3. www.heartmath.org)

En otras palabras, cuando te conectas con tu corazón generas un lazo permanente con tu mente y ésta comienza a cambiar, produciendo la transmutación necesaria de tus creencias, pensamientos, emociones y de tu vida.

Coherencia Cardiaca.

La coherencia se refiere a la condición fisiológica del corazón que le faculta poder latir de manera rítmica y armónica, similar al sonido regular de un tambor. Por el contrario, cuando el corazón no funciona de manera regular aparece la incoherencia.

Cuando nos conectamos con el estado del corazón coherente, podemos acceder a la inteligencia del corazón, la cual se percibe como una forma conocimiento directo e intuitivo, que se materializa en los pensamientos y las emociones.

Los beneficios de mantener el estado de coherencia cardiaca son cuantiosos, en los cuales se incluye la regulación de la presión sanguínea, armonización del sistema nervioso, un mejor equilibrio hormonal y el relevante incremento de las funciones cerebrales.

Cuando mantienes emociones elevadas (emociones derivadas del amor) con autonomía de las condiciones externas, puedes acceder a la coherencia del corazón, mediante una visión interior, que genera una mejor comprensión de uno mismo y de los demás. Un corazón coherente ayuda a prevenir estados de estrés, mejora la intuición y favorece una mejor toma de decisiones. Asimismo, hay evidencias que señalan con claridad que las emociones enfocadas en el corazón, cuando son mantenidas en el tiempo, favorecen una expresión genética con más vitalidad.

La coherencia cardiaca se produce cuando mantenemos un latido del corazón regular y consistente. Esto se genera al desarrollar, practicar y sustentar emociones elevadas (amor). Estas emociones elevadas, incluyen, a la gratitud, el reconocimiento, agradecimiento, inspiración, libertad, bondad, altruismo, compasión y la dicha. Los beneficios de un latido del corazón coherente se notan en todos los sistemas y órganos de nuestro cuerpo físico.

Como vimos en el capítulo anterior, ya sea consciente o inconscientemente muchos de nosotros mantenemos cada día emociones negativas o de baja vibración, como son la rabia o el miedo. Entonces, *¿por qué no hacemos el cambio y practicamos estados alegres, amorosos y altruistas, en vez de esos otros estados negativos que nos dañan nuestra salud?* . Si hacemos esto *¿no lograríamos por crear una nueva organización en la* *mente y en nuestro cuerpo, que acarrearía una mejor salud y bienestar general?*

Este nuevo estado de coherencia, sólo se logra con la formación del hábito de conexión con el corazón, con la paciencia y confianza que el cambio se producirá lentamente, al igual que el alquimista purifica el metal, día a día.

Activando el Centro Corazón

Cuando el corazón se vuelve coherente, el sistema nervioso eleva su energía vital, mejoran la creatividad y la intuición del cerebro, lo que contribuye realmente en casi todos los órganos y sistemas del cuerpo humano. En el estado de coherencia, el corazón y el cerebro trabajan en colaboración, por ello, que te sientes más pleno(a), conectado(a) y satisfecho(a); no sólo respecto a tu propio cuerpo, sino también en relación con el resto del mundo y del Universo.

Cuando el corazón toma el control de tu vida, la abundancia que experimentas elimina cualquier sentimiento de escasez, necesidad, o de miedo, que puedas sentir. Desde este provechoso estado de totalidad y unidad, el milagro se manifiesta en tu vida, porque ya no estás creando desde la dualidad o la separación del Ego, ya no estás controlado por tu Ego. Ya no esperas que algo del exterior tuyo venga a ti y traiga la solución a tus sentimientos internos de falta, vacío o separación.

En vez de ese estado de falta y escasez, te vas adaptando a tu nuevo Ser, a tu Ser ideal, y vas creando nuevas experiencias de ti mismo y de tu vida. Y si prosigues conectándote con tu centro corazón de manera correcta, las veces necesarias durante el día, con el tiempo te parecerá más y más como si el futuro que esperabas, ya se hubiese producido.

¿Cómo vas a experimentar un sentimiento de falta o necesidad si te sientes pleno(a)?

Desde el centro corazón podemos modificar nuestra mente y la energía vital, de tal forma que soltamos el estado de egoísmo en el cual nos hemos mantenido por todo este tiempo, para transitar hacia la emoción elevada del altruismo. En ese estado elevado del amor, la separación, la dualidad y el Ego nos afectan menos y en cambio, somos más propensos a tomar decisiones que están enfocadas en el bien común. Tu mente se transforma de una mente egotista a una mente altruista y amorosa.

Es decir, la mente y el Ego ya no nos controlan.

Todos hemos notado la consciencia del centro corazón alguna vez, aunque haya sido por escaso tiempo. Cuando experimentas un acto de amor hacia tí o desde tí hacia otra persona, palpamos una energía, que se asemeja a sentirte colmado, percibes que algo abunda en tu pecho y te sientes en paz contigo mismo y con todo lo que te rodean.

Cuando acogemos en nuestro Ser los sentimientos relacionados con el corazón, esos sentimientos que nos llevan a dar, a sostener, a servir, atender, ayudar, perdonar, amar, confiar, experimentamos en nuestro Ser, lo queramos o no, un estado de plenitud, satisfacción e integración. Creo que, en ese estado pleno, radica la verdadera condición del Ser humano.

Coherencia versus Incoherencia.

Cuando nuestro corazón funciona de manera irregular, la respiración se acelera, pasamos a un estado de estrés y nos sentimos desequilibrados, impaciente, nerviosos, en caos. Cuando el cuerpo opera en un estado de subsistencia y miedo, nuestro Ser funciona en un estado más primitivo, que cuando accedemos a las emociones más humanas y divinas, que surgen del corazón.

La incoherencia nace del Ego, la cual se traduce en estrés, que es la reacción lógica del cuerpo y la mente a las interferencias y molestias del ambiente externo.

Como sabemos el Sistema Nervioso Parasimpático es el responsable de volver al estado de equilibrio (homeostasis) a nuestro cuerpo, después que el Sistema Nervioso Simpático se ha activado por una situación de estrés o de peligro.

El estrés que experimentamos en circunstancias de miedo e inseguridad, habitualmente no depende del estímulo exterior recibido por nuestra mente, sino que mayoritariamente se debe a la errónea interpretación efectuada por la mente de ese estímulo y por consiguiente a la generación de estados emocionales negativos, los que nos estresan.

El cuerpo humano, en un estado de homeostasis o equilibrio, es igual a una máquina nueva, bien mantenida, pero cuando pasamos a las emociones negativas, como el resentimiento, la rabia, los celos, la impaciencia y la frustración perdemos el equilibrio interno y la máquina se estresa, sobreexigiéndose y desequilibrándose, comenzando a operar incorrectamente.

Para graficar esto, piensa en alguna experiencia reciente que te haya estresado; lo más probable es que tuviste la sensación que habías perdido el ritmo, que habías perdido tu equilibrio. Es eso exactamente lo que ocurre en tu corazón; comienza a latir de forma irregular, desacompasada, arrítmica y defectuosa.

En un estado de estrés crónico, el cuerpo trabaja incansablemente para mantener el equilibrio, gastando una gran cantidad de energía y recursos en este intento. Es por ello, que empezamos a sufrir variados síntomas relacionados con el estrés, que luego se traducen en dolencias y finalmente en graves enfermedades.

En un estado de incoherencia o de estrés, el cuerpo se somete al control de las hormonas del estrés (adrenalina, cortisol, etc.) y nos vemos apresados en un bucle adictivo, en el que la incoherencia y el caos empiezan a constituir la normalidad de tu vida. Y en esa "normalidad" vives todos los días, sin darte cuenta.

Los efectos del estrés a largo plazo pueden ser trágicos en nuestras vidas. Según las investigaciones científicas, centrada en personas con dolencias cardiacas, el estrés psicológico es el mayor índice de futuros fallos cardiacos, incluidos la muerte cardiaca, paro cardiaco y ataque al corazón. (4. Mayo Clinic Proceedings, Vol 70, N°8, pags, 734-742, ago 1995)

La mayoría de los seres humanos que sufren estrés crónico, son inconscientes de su estado, hasta que les ocurre un problema de salud tan grave como un infarto o un cáncer.

Entonces, si el corazón funciona de manera irregular durante largos periodos de tiempo, fallará en algún momento de tu vida, antes o después, al igual que cualquier máquina que trabaje en forma defectuosa.

Se ha descubierto que nuestras sensaciones influyen minuto a minuto, segundo a segundo, en el corazón y que el secreto para comprender la inteligencia del corazón radica en nuestros sentimientos y emociones. De hecho, los sentimientos y las emociones son energías que generan poderosos campos electromagnéticos, mientras más fuertes sean los sentimientos elevados que tenemos, más intenso será este campo.

De hecho. el corazón crea un campo magnético que es cinco mil veces más potente que el producido por el cerebro.

Cuando te tomas el pulso, colocas tu dedo en tu muñeca y sientes una pulsación, que es una onda de energía denominada pulso arterial. Esta onda de energía o pulso magnético, viaja desde el corazón a todo el cuerpo, influyendo en la totalidad de sus funciones y llegando incluso hasta el cerebro.

El pulso magnético del corazón no sólo se refleja en cada célula, sino que crea un campo electromagnético alrededor de tu cuerpo, que puede llegar a una distancia de dos a tres metros, lo que se denomina el cuerpo etérico. Cuando activas tu corazón con energías elevadas, envías esa energía a tus células y también a todo tu entorno.

Con la ayuda de electroencefalogramas, se ha descubierto que, en un estado normal, el corazón emite frecuencias cardiacas entre 0,8 a 1,7 hercios, pero cuando el corazón entra en un estado de coherencia, el ritmo cardiaco disminuye a los 0,10 hercios, esto también produce una baja de las ondas cerebrales a esa misma frecuencia.

Cuando mantenemos un estado de coherencia cardiaca, con frecuencias de 0,10 hercios, permitimos llegar a un estado óptimo que nos faculta para acceder a la intuición más profunda y a la guía interna de nuestro Ser. Una vez que la mente analítica (Ego) se desconecta, podemos pasar de las ondas alfa, a las zetas y a las deltas; entrando en un estado en que las funciones regeneradoras del cuerpo comienzan a funcionar.

Además, cuando el corazón se encuentra en un estado coherente, logramos que la sincronización entre el corazón y el cerebro aumente.

Varios investigadores han llevado a cabo una serie de experimentos que aportaron renovadas pruebas acerca de la coherencia corazón-cerebro.

En estos experimentos se descubrió que existe una comunicación inexplicable entre ambos órganos, imposible de atribuir a la vía neurológica o a otros caminos de información establecidos. Su descubrimiento demostró el hecho de que las interacciones energéticas entre el corazón y el cerebro se producen a través de campos electromagnéticos. (5. Song LZ, Schwartz GE, Russek LG.Heart-focused attention and heart-brain synchronization: energetic and physiological mechanisms. En www.heartmath.org)

Esto significa que cuando ponemos la atención en el corazón y en las emociones elevadas, el latido cardiaco actúa como un aumentador de las ondas electromagnéticas, lo que aumenta la coordinación entre el corazón y el cerebro.

Al mismo tiempo, este efecto genera mayor coherencia, no sólo entre los órganos físicos del cuerpo, sino también en el campo electromagnético que envuelve a todo el cuerpo.

Por otra parte, detrás del esternón se encuentra la glándula endocrina llamada Timo, la cual está unida con el centro del corazón. El timo, es uno de los órganos más importantes del sistema inmunológico y posee un papel primordial en la generación de las células T, que defienden el organismo de patógenos como virus y bacterias.

La función de la glándula timo es perfecta al comienzo de la pubertad, pero empieza a disminuir a medida que envejecemos, por una caída natural en la producción de la hormona del crecimiento.

Como todos los órganos vitales, el timo está sujeto a sufrir los efectos negativos del estrés a largo plazo. Cuando vivimos en un estado de estrés durante largos periodos de tiempo, la energía vital disminuye, ya que la totalidad de la energía se dirige hacia el exterior para protegernos de las amenazas externas, de tal modo que disponemos de poca energía vital para afrontar las amenazas internas. Al final, esta situación estresante lleva a una disfunción del sistema inmunitario, y por consiguiente de un estado de salud debilitado.

Como vimos anteriormente, si activamos el Sistema Nervioso Parasimpático, encargado de volver al cuerpo al estado de paz, crecimiento y regeneración, la glándula timo se activará, por cuanto le estaremos aportando energía. De este modo, beneficiaremos a la glándula timo de cualquier práctica que implique aumentar y mantener la coherencia del corazón, lo que acarreará una mayor vitalidad del sistema inmunitario y en una mejor salud a largo plazo.

El corazón tiene inteligencia.

Todos aceptamos, que los más elevados sentimientos del corazón nos conectan con la consciencia del amor, la compasión, la gratitud, la dicha, la unidad, la aceptación y el altruismo.

Todos esos sentimientos elevados nos llenan y nos hacen sentir completamente conectados, a diferencia de las emociones del estrés, que nos dividen y disminuyen nuestra energía vital. El problema radica en que esos sentimientos superiores del corazón a menudo surgen por casualidad, en función de algún acontecimiento acaecido en el entorno, en lugar de ser algo que podamos manejar a nuestra voluntad.

En el año 1991, el doctor en medicina, J. Andrew Armour, de la Universidad de Montreal, junto a sus colegas H. Zucker y J.P. Gilmore, efectuó un revolucionario trabajo que demostró que el corazón posee, literalmente, una mente propia. (6. Ver en https://www.ccjm.org/content/ccjom/74/2_suppl_1/S48.full.pdf)

Según este estudio, el corazón está dotado de cerca de 40.000 neuronas, y posee un sistema nervioso que funciona con independencia del cerebro. El término técnico acuñado para este sistema es sistema nervioso intrínseco cardiaco, más conocido como el cerebro del corazón. El descubrimiento fue tan importante que implicó el nacimiento de un nuevo campo científico llamado neurocardiología.

El corazón y el cerebro se encuentran enlazados mediante una fibra formada por células nerviosas eferentes (descendentes) y aferentes (ascendentes). Lo más importante de esto es que, cerca del 90 por ciento de estas fibras nerviosas ascienden del corazón al cerebro y sólo en 10% desciende hacia el corazón.

Dr. Armour y sus colegas descubrieron que estas fibras neuronales directas y aferentes (ascendentes) emiten señales e información que interactúa y modifica la actividad en los centros emocionales y cognitivos superiores del cerebro.

Esas señales e información se emiten del corazón al cerebro mediante el nervio vago y suben directamente hasta el tálamo (área que sincroniza la actividad cortical como pensar, percibir y entender el lenguaje) y luego avanzan a los lóbulos frontales (responsables de las funciones motoras y de la resolución de problemas), llegando al centro de supervivencia del cerebro, la amígdala cerebral (encargada de la memoria emocional).

Esto representa que cuando tu centro corazón está en coherencia, tu cerebro deja el control al corazón. Entonces, cuanto más te centras en tu corazón, menos probabilidades tienes de reaccionar a los factores de estrés que están en tu mente, sino que sólo recibes información de tu corazón. Lo mismo sucede a la inversa, cuanta menos energía inviertes en tu centro corazón, más posibilidades tienes de mantenerte en un estado de supervivencia y estrés.

En otras palabras, cuanto más tengas tu atención en tu corazón, tu mente y tu Ego menos pueden controlar tu vida.

De igual modo sucede a la inversa, si mantienes la atención en tu mente y en tus pensamientos, vivirás en modo de supervivencia y estrés.

El descubrimiento del Doctor Armour y sus colegas, referente a los caminos neuronales aferentes del corazón al cerebro, demuestra que el corazón elabora emociones de manera independiente, reacciona directamente al entorno y se ajusta a sus propios ritmos, en forma independiente al cerebro.

Esto ocurre así, debido a que el corazón y el Sistema Nervioso Autónomo siempre trabajan a la par. Cabe señalar que el grupo de nervios que favorece esta comunicación, permiten al corazón sentir, recordar, autorregularse y tomar decisiones sobre el control cardiaco con independencia del sistema nervioso.

En consecuencia, las emociones y los sentimientos que se originan en el corazón producen una importante injerencia en los pensamientos, en el proceso de la información, en el sentir y el comprender el mundo y el lugar que ocupamos en él. Una vez que el centro del corazón se activa, se comporta como un multiplicador, mejorando la actividad cerebral y creando un equilibrio, un orden y una coherencia en todo el cuerpo físico.

Vivir en la coherencia del corazón

Cada pensamiento que tenemos genera en nuestro cuerpo reacciones químicas equivalentes, a ese pensamiento, lo que a su vez da lugar a una emoción. En consecuencia, lo único que te afecta son los pensamientos correspondientes a tu estado emocional.

En definitiva, podemos señalar que, si nos centramos en el corazón y nos sentimos más plenos e integrados, estaremos menos separados de nuestros sueños. Sabemos que cuando experimentamos gratitud, abundancia, paz, libertad o amor, todas esas emociones elevadas nos atraen pensamientos afines a ellas.

Esas emociones asociadas al centro corazón nos permiten entrar en la mente subconsciente, con el fin de que podamos programar el Sistema Nervioso Autónomo, en consonancia con los nuevos pensamientos.

Por el contrario, también sabemos que, si vivimos sumergidos en esos sentimientos de miedo o carencia, pero que intentamos producir el cambio hacia esos nuevos pensamientos de paz y amor, no conseguiremos los resultados significativos. El cambio y los resultados esperados sólo se produce cuando tu Ser y tus emociones están en armonía.

Puedes pensar en positivo todo lo que quieras, pero si no tienes la correcta emoción o sentimiento, no habrá un resultado positivo. El resto del cuerpo no va a sentir ni captar el mensaje que le quieres enviar.

Por ejemplo, puedes repetir la frase: "No tengo miedo" hasta el cansancio, pero si la emoción que estás sintiendo es justamente miedo, entonces tu pensamiento y tu emoción no están en armonía y tu intención no pasará del bulbo raquídeo, y eso significa que no estás transmitiendo a tu cuerpo y al Sistema Nervioso Autónomo las señales que necesitan para crear una nueva realidad.

Es el sentimiento elevado que estás sintiendo el que emite la energía capaz de estimular a tu Sistema Nervioso Autónomo, para que trabaje en la nueva dirección y se efectúe el nuevo cambio.

Cuando no existe el sentimiento elevado (energía), existe desconexión entre la mente y el cuerpo, entre el pensamiento y el sentimiento, Por ejemplo, si quieres estar sano y no te sientes sano, no puedes incorporar ese nuevo estado de salud a tu Ser. Sólo cuando modificas tu energía, eres capaz de lograr resultados sólidos y duraderos.

Cuando mantienes las emociones elevadas diariamente, en algún momento tu cuerpo, con su sabiduría, comenzará a realizar cambios. Esto ocurre debido a que el cuerpo físico asume que la emoción que estás sintiendo, es producida por una experiencia vivida.

Así pues, cuando abres tu Centro del Corazón y albergas una emoción elevada, previamente a la experiencia y la combinas con una intención concreta, el cuerpo reacciona igual que si los hechos ya hubiesen acontecidos. Esa coherencia entre el corazón y la mente influye en las reacciones químicas y en la energía de tu cuerpo, de muchas maneras distintas.

La coherencia entre el corazón y el cerebro puede originarse en el primero y la sincronización de ambos da lugar a un rendimiento y una salud esperada. Esto se consigue si te concedes un rato cada día para concentrarte en activar el centro de tu corazón.

Si elijes voluntariamente experimentar las emociones elevadas de este centro, en lugar de esperar a que algo exterior a ti produzca esas emociones, te convertirás en la persona que estás destinada: un Ser empoderado desde el corazón.

Cuando vives de corazón, es decir observas con los ojos del corazón, escoges el amor por instinto y lo demuestras espontáneamente a través de la compasión y el cuidado de ti mismo, de los demás y del planeta Tierra.

Practicando La Coherencia Del Corazón.

Con el siguiente ejercicio podrás entrar al estado de la coherencia del corazón. Lo único que necesitas es la firme intención de hacerlo varias veces al día, hasta que tengas el hábito de conectarte en forma automática, cada vez que lo desees o lo necesites.

Luego, tu cuerpo permanecerá cada vez más tiempo en este estado, hasta que ya no necesites conectarte, porque estarás conectado(a) en forma permanente.

Para practicar este ejercicio, ubícate en un lugar tranquilo, donde no te interrumpan y siéntate con la espalda recta, en una silla o en el suelo.

Respiración Abdominal.

Primero debes practicar la respiración abdominal. Para ello, debes mantener la boca cerrada y tomar aire por la nariz.

Al inhalar por la boca, llenas el abdomen desde abajo hacia arriba, igual como si inflaras un globo.

Al exhalar por la boca, desinflas el abdomen, como si desinflaras un globo. Tal como se observa en la figura 2.

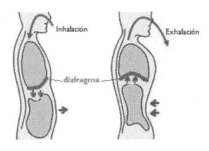

Figura 2

Primer paso: Respiración abdominal.

Respira por la nariz, inhala aire, contando desde 1 a 5, lentamente.

Exhala el aire contando de 1 a 5, lentamente

Comienza a respirar lentamente, despacio y suave. Aminora tu respiración.

Inhala en 5 y exhala en 5.

Que tu respiración sea lo más calmada e imperceptible posible.

Segundo paso: Atención en el centro corazón.

Te recomiendo que vayas practicando paso a paso, cuando te encuentres preparado(a), avanza al siguiente paso.

160

Mantente presente con tu respiración y la atención en el centro de tu pecho.

Ahora siente que tu respiración sale y entra por el centro de tu pecho.

Siente como estás respirando por el centro corazón.

Mantente así durante unos minutos, mientras respiras y mantienes tu atención en la respiración que entra y sale por tu corazón.

Mantente en ese estado por unos minutos

Tercer Paso: Evoca una emoción elevada.

Mientras te mantienes respirando por el centro de tu corazón, evoca una emoción elevada de amor.

Esta emoción puede ser amor, agradecimiento, bondad, alegría, compasión.

Si no puedes sentir la emoción, recuerda un momento de tu vida donde hayas experimentado esta emoción y lleva esa sensación al centro de tu pecho.

También puedes visualizar o sentir esa emoción elevada, como una llama multicolor que se enciende en tu pecho.

Mantente por unos minutos, sintiendo esta
emoción elevada en tu pecho.

Cuarto paso: Entrega amor a tus células.

Visualiza como ahora, esa emoción que estás
sintiendo, viaja por cada una de las células de
tu cuerpo.
Recorre con paz y amor, cada uno de tus
órganos, cada una de tus células, que
conforman tu Ser.
Haz un viaje amoroso por todo tu cuerpo,
iluminando cada porción de ti.
Experimenta como la energía se eleva en ti.
Quédate allí, en ese estado por todo el tiempo
que quieras. Sintiendo amor, o compasión o
agradecimiento u otra emoción elevada en el
centro de tu pecho y en tus células.
Mantente en este estado de amor, por unos
minutos.

Quinto Paso: Entrega amor a tu entorno

Ahora, desde el centro de tu pecho encendido
donde permanece la emoción elevada que hay

en ti, compártela, con tu familia, con tu entorno, con los habitantes de tu país, con toda la humanidad.

Imagina que esa emoción elevada, viaja a cada uno de tus seres queridos.

Imagina que viaja a cada una de las personas que conoces, sean tus amigos o enemigos.

Imagina ahora que esa emoción viaja a tu país y llega todos sus habitantes.

Lleva tu emoción elevada ahora, a tu continente y al planeta Tierra y a todos sus habitantes.

Ahora, conecta tu emoción elevada con todo el Universo, con el Todo. Abrázalo y hazte uno con el Universo.

Ahora, haz conciencia del Aquí el Ahora y el regalo que tienes de habitar en este cuerpo físico, tu gran herramienta en esta experiencia humana.

Y cuando sea tu momento como una caricia, Abres tus ojos y le regalas una sonrisa eterna al Universo.

Lleno de gratitud, de amor y de paz. Cuando esté bien para ti, terminas la experiencia.

La respiración abdominal centrada en el corazón, incluye poner la atención en el centro del pecho (el área del corazón) e imaginar que la respiración entra y sale del pecho, mientras respiras un poco más lento y profundo de lo normal.

Esta regulación consciente de la propia respiración a un ritmo de 10 segundos (cinco segundos dentro y cinco segundos fuera) (0,1 hercios) aumenta la coherencia cardíaca e inicia el proceso de sincronización con el cerebro.

Con el control consciente sobre la respiración, permite aprovechar los mecanismos fisiológicos, para modular la actividad vagal eferente y, por lo tanto, el ritmo cardíaco y todas las funciones del cuerpo.

Se ha visto que mantener el estado de respiración y coherencia cardiaca, junto a la emoción elevada, permite una desconexión de la mente analítica, lo que ayuda a un mayor acceso a la intuición y a nuestra guía interna.

Empieza haciendo este ejercicio a lo menos unos quince a veinte minutos cada vez, e intenta alargar la duración de la práctica cada día. Practica este ejercicio durante varias veces al día y al cabo de algunos días, comenzarás a ver el cambio.

Cuando hayas descubierto cómo se siente tu cuerpo cuando albergas esas emociones superiores de amor, agradecimiento, compasión, bondad, puedes practicar a lo largo del día con los ojos abiertos, verás que tu vida también cambia, porque tu cerebro y tu mente está cambiando.

Es recomendable hacer este ejercicio junto a alguna actividad para estimular la glándula pineal. Puedes buscar en YouTube videos sobre este tema.

Practicando una y otra vez la respiración abdominal centrada en el corazón junto a las emociones elevadas, conseguimos que con el tiempo, la sensación constante de vivir inmersos en emociones elevadas es posible y también crear una nueva base emocional en nuestra mente.

Este estado de emociones elevadas producirá constantemente pensamientos positivos, acordes con esos sentimientos elevados. La suma de todos estos nuevos pensamientos creará un nuevo nivel mental, que a su vez va a generar las emociones correspondientes a esos pensamientos, fortificando así tu base emocional.

Cuando se instala este tipo de retroalimentación entre el corazón (el cuerpo) y la mente (el cerebro), la expresión de tu Ser, la consciencia de la mente ilimitada y la energía de un amor y una gratitud intensos, cambia por completo tu vida.

La repetición de este proceso es el camino por el cual lograrás reacondicionar tu cuerpo, reprogramar el cerebro y reconfigurar la biología para ajustarlo todo a la nueva expresión de tu Ser. A partir de ese momento, emites al campo, natural, automático y regularmente, una impronta electromagnética inédita. Esa señal define quién eres o la persona en la que te has convertido y como emites amor, a tu vida llegará amor.

A partir de este momento es tu decisión y responsabilidad hacer el cambio.

Emociones Elevadas.

Hablamos que para mantener la coherencia del corazón debemos conectarnos con emociones elevadas, de este modo nuestra mente cambiará.

Pero ¿Qué son las emociones elevadas?

Las emociones elevadas son aquellas que nos permiten vivir en plena armonía, contigo, con tu entorno y con el Universo.

La primera emoción elevado que los seres humanos podemos experimentar es el Amor.

El amor incondicional.

El amor incondicional es de una sola vía, solo va desde tu Ser hacia tu entorno, esto significa que no solo puedes entregárselo a otros seres, sino que también se lo puedes entregar a las plantas, a los vegetales, al reino mineral, a todo el Universo, a todo lo que existe.

La energía de amor incondicional es el poder que está detrás de la creación del Universo. Guía todas nuestras leyes de la naturaleza. Podemos imaginar este amor como una vibración que transmite las formas de pensamiento a una expresión material. En su naturaleza más elevada, el amor es la fuerza que reconocemos como la mayor del Universo. Es la alquimia que asumimos para encontrarle sentido a la forma en que se materializan las cosas desde el mundo del espíritu.

El amor incondicional lo vemos en la naturaleza, como en ese árbol que te regala sus frutas para que las disfrutes, o en la madre tierra que te regala sus vegetales para que puedas vivir.

También lo vemos, cuando la mama-pájaro empuja del nido al hijo-pájaro para que aprenda a volar. O cuando el hijo-pájaro debe romper el cascarón, su madre lo deja que haga este trabajo solo, porque si lo ayuda, el pajarito no podrá fortalecer los músculos de sus alas y luego no podrá volar. La mamá pájaro hace todo esto por amor incondicional hacia su hijo, ella tiene la sabiduría del Universo.

¿Cuántas veces vemos que las madres sobreprotegen a sus hijos y los perjudican, porque luego no pueden volar, no pueden desarrollarse en su vida adulta?

Todo esto es por un amor egoísta. El amor incondicional es opuesto a amor egoísta. El amor egoísta tiene doble sentido. El amor egoísta siempre espera algo de vuelta. Cuando amo egoístamente, espero que la otra persona me responda de la misma manera y si no lo hace, sufro y pienso esa es una mala persona, porque el amor egoísta se funda en el Ego.

Recuerda que el Ego se apropia de las cosas o personas. El Ego exige la vuelta de mano. El Ego dice: *"Si tú me quieres, yo te quiero"*. El Ego dice *"Te quiero"*, no dice *"Te amo"*, porque querer es egoísta, es solo para mí. En cambio: *"Te amo"*, es solo amor incondicional.

El amor incondicional entiende que la persona amada tiene una vida que desarrollar y deja la libertad para que la persona amada desarrolle su vida con libertad, con apoyo, sin limitaciones de ningún tipo. También entiende que la persona amada cuando nace, lo único seguro es su fecha de muerte, en algún momento de su vida. Por ello, cuando hay amor incondicional en una relación entre padres e hijos, esposos, hermanos, amigos, etc., se disfruta cada momento con libertad, porque de otra manera es solo amor egoísta.

Cuando la persona amada fallece y parte de este mundo, en el amor incondicional hay desapego y se le deja partir con pena, pero sin sufrimiento. Se le deja partir con satisfacción de haberla amado y disfrutado en cada momento de su vida.

Cuando hay amor egoísta, existe mucho sufrimiento, dolor, pena, al sentir que esa persona ya me dejó, ya no me pertenece, ya no me identifico con ella, porque hay mucho apego, entonces aparece mucho dolor, pena y sufrimiento por largo tiempo.

Pero, el amor siempre provoca miedo porque el amor es la muerte, una muerte mayor que la muerte normal y corriente. Cuando amas, tienes que abandonar todos los conceptos que mantienes sobre ti mismo. Cuando amas, no puedes ser el Ego, porque el Ego no permite el amor, porque son polos opuestos. Si te decides por el Ego no podrás decidirte por el amor. Si te decides por el amor tendrás que abandonar el Ego, y de ahí viene el miedo. Pero este miedo desaparece al centro de la confianza en la conexión con tu Ser.

A la primera persona que debes entregar tu amor incondicional es a ti.

Para ello, debes hacer parte tuya la siguiente frase: *"Sé quién soy cuando me amo incondicionalmente"*

Cuando estás desconectado de tu corazón, no te conoces, no sabes quién eres, no sabes de tus capacidades, tienes tu autoestima baja, porque no conoces tu interior. Recuerda que tu Ego, solo se preocupa del exterior, de lo físico, del mundo material.

Cuando estas conectado con tu corazón, sabes de qué estás hecho. Sabes que la Energía Universal está en ti y actúa contigo y te amas incondicionalmente, porque eres un ser humano igual que todos, sin ninguna diferencia interior.

Cuando te amas incondicionalmente no te tratas mal, no dices: *Soy tonto… Me equivoco a cada rato. No dices: hago todo mal… No sirvo para eso.* Porque todas esas frases te las dice tu Ego. Recuerda que el Ego es quien crítica y juzga y dice si está bien o mal o clasifica todo lo que haces. Tu Ser sólo te dice que eres hijo del Universo, que eres igual a todos los seres humanos, con historias distintas, por supuesto. Tu Ser solo dice que te ama incondicionalmente.

La persona que se ama a sí misma se vuelve sutil, elegante, suave, humilde, está abocada a ser silenciosa, más meditativa, con una actitud hacia la vida más marcada, que la que no se ama a sí misma. Si te amas a ti mismo, los demás también te amarán, porque trasmitirás la energía de tu amor a los otros.

La persona que se ama a sí misma tiene confianza, en ella y en la vida, confía en ella y en las otras personas, porque tiene la seguridad que le entrega el amor incondicional, sin temor, solo con amor. Sin apego, solo con el desapego que te entrega el amor incondicional hacia ti mismo.

Cuando te amas incondicionalmente también dirás: *"Me siento a gusto y dichoso de ser yo "*

Cuando te amas incondicionalmente te sientes a gusto y dichoso de ser tú, porque, tu Ego no estará criticándote todo el día. Cuando hagas algo de manera distinta, tu Ego no te dirá que está mal, porque estarás conectado con tu Ser y por ello, tu Ego no podrá intervenir.

Dirás: *"Me siento a gusto y dichoso de ser yo, porque tengo la energía del Universo en mi interior".*

Dirás: *"Me siento a gusto y dichoso de ser yo, porque conozco a mi Ser y estoy conectado con él".*

Puede que te preguntes *¿Cómo me puedo sentir dichoso cuando cometo errores y a veces estos son graves y afectan a otras personas?*

El Ego los llama "errores", pero tu Ser los llama aprendizajes.

Recuerda que la vida es una gran escuela, donde todos los días estamos aprendiendo algo necesario para ser feliz. La vida es una gran escuela, donde aprendes a realizar las acciones de cada día. No te detengas en como tu Ego llama a estas acciones, porque lo importante es el aprendizaje que cada acto que ejecutas en cada minuto de tu vida te deja.

Lo importante es ser consciente que cada aprendizaje, porque al ser consciente de la acción que ejecutaste, estas aprendiendo de la vida. Por lo tanto, cuando cometas un "error" o cuando algo no lo hagas bien, según tú Ego, debes darte cuenta que es lo que debes aprender, que cosa debes hacer de manera distinta para una próxima oportunidad.

Recuerda lo que te dije anteriormente, cada vez que vas a hacer o a decir algo, hazte la siguiente pregunta: *¿Me va a traer paz lo que estoy a punto de decir o hacer?»*.

Si te sientes mal cuando haces algo incorrecto o cometes algún "error", significa que no estas conectado, sino que estas conectado a tu Ego. Tu Ego te dirá: Te equivocaste…. haces las cosas mal… siempre cometes errores.

En cambio, si estas conectado a tu corazón, cuando cometas algún "error" sentirás la confianza que la próxima vez no lo cometerás, porque estarás consciente de lo que debes cambiar. Además, debes saber que tu Ser es perfecto, pero tu Ego es imperfecto, por ello, cuando hagas algo si estas conectado a tu Ser es poco probable que cometas un "error".

Cuando estas conectado a tu corazón, también dirás: *"Mi vida es un ejemplo perfecto de sincronicidad y flujo"*

Cuando estás conectado con tu corazón, estás en armonía con la naturaleza, la naturaleza misma de las cosas. Ir en contra de la naturaleza solo conlleva desdicha, una desdicha que tú mismo creas. Nadie, sino solo tú, eres responsable de esa miseria.

La sincronicidad se refiere a la simultaneidad de dos sucesos vinculados por el sentido, pero de manera no causal, como la unión de los acontecimientos interiores y exteriores de un modo que no se puede explicar, pero que tiene cierto sentido para la persona que lo observa.

Por ejemplo, si observas el funcionamiento de tu cuerpo, veras que todos los procesos internos de tu cuerpo, están en una perfecta sincronicidad y flujo, todo funciona en perfecta coordinación.

Cuando piensa que tu vida está regida por la sincronicidad, significa que no crees que lo que ocurre en tu vida es producto de la casualidad y de la suerte, sino que es producto de la causalidad, es decir, que aquello ocurrió porque está unido al Todo y al Universo.

Un ejemplo: Te ha pasado que te acuerda de alguna persona a la que no ves hace un tiempo, y justo te llama por teléfono o la encuentras en algún lugar, esto es sincronicidad, es decir tus pensamientos produjeron la energía vibracional que se sincronizó o resonó con la energía vibracional de esa persona y por ello, te llamó o se encontraron.

En otras palabras, cuando ocurren hechos en tu vida, estos son creados por tus pensamientos que están en sincronicidad con la Energía del Universo. Esto sucede cuando estás conectado con tu corazón, ya que estás vibrando a la misma frecuencia de la Energía Universal y por ello se produce resonancia con estas energías, es decir te conviertes en un cocreador con el Universo.

Cuando estás conectado con tu corazón, sentirás que en tu vida comienzan a ocurrir hechos positivos para ti. Sentirás que en tu vida todo se convierte en un flujo de energía positiva, la energía del amor. Por eso dirás: Mi vida es un ejemplo perfecto de sincronicidad y flujo.

La sincronicidad también se representa en que tus pensamientos, sentimientos y comportamiento están en armonía. Esto significa que lo que piensas, lo que sientes y lo que haces están en sincronía. Cuando estas conectado con tu corazón, ocurre esta sincronía. Cuando lo que piensas, lo que sientes y lo que haces no están en sincronía, te enfermas, porque no estas conectado con tu corazón.

Cuando descubres el amor incondicional que hay en tu Ser, verás que luego aparecen tres compañeros inseparables del este amor incondicional, que son: el perdón, el agradecimiento y la compasión. Cuando tu amor es Egoísta, en tu vida no habrá perdón ni agradecimiento, y menos compasión.

Perdonar.
Perdonar es un acto de amor incondicional.

No perdonar es vivir en el pasado. Perdonar es vivir el presente. Cuando no perdonas es porque estás conectado con tu Ego. Tu mente Egotista te controla y ella te dice: *¿Cómo perdonar una infidelidad? ¿Cómo perdonar los malos modos y las faltas de respeto? ¿Cómo perdonar el daño que me hizo?*

¿Cómo perdonar ese desaire? ¿Cómo perdonar el daño que me hizo?

El Ego no puede sobrevivir sin lucha ni conflicto. La mente no puede perdonar. Solo tu Ser y tu corazón pueden hacerlo.

El perdón es lo más poderoso que puedes hacer por tu cuerpo y por tu Ser, a pesar de lo cual sigue siendo una de las cosas menos atractivas para nosotros, debido en buena medida a que nuestros Egos nos gobiernan de un modo inequívoco.

Perdón significa llenarse de amor incondicional e irradiar ese amor hacia el exterior, negándose a transmitir el veneno o el odio engendrado por los comportamientos que causaron las heridas. El perdón es un acto espiritual de amor por uno mismo, y que se envía a todo el mundo, incluido tú mismo, el mensaje de que eres un objeto de amor y que eso es lo que vas a impartir.

El primer perdón que debes practicar es el perdón a ti mismo. Para ello, debes hacer tuya la siguiente frase: *"Me perdono a mí mismo y a otros por todo el mal que me ha sido hecho y asumo la responsabilidad de mi propia vida".*

A la primera persona que debes perdonar es a ti.

Te sugiero que digas:

> *Me perdono a mí mismo por todas las veces que no he tenido amor incondicional conmigo.*
> *Me perdono a mí mismo por todas las veces que me he tratado mal.*
> *Me perdono a mí mismo por todas las veces que me he insultado.*
> *Me perdono a mí mismo por todas las veces que solo he visto mis debilidades.*
> *Me perdono a mí mismo por todas las veces que no he tenido confianza en mí.*
> *Me perdono a mí mismo por todas las veces que no he tenido tiempo para mí.*
> *Me perdono a mí mismo por todas las veces que me he reprochado porque algo que salió mal.*
> *Me perdono a mí mismo por todas las veces que me ha paralizado el miedo.*

Cuando te conectas con tu corazón, te perdonas de todo esto, porque tu Ser tiene amor incondicional infinito hacia ti y por ello, ya te ha perdonado, aunque tu Ego no te deje ver el perdón.

Cuando te perdonas, no te cuesta perdonar a otros por todo el mal que te ha sido hecho, sino que esto es algo que surge espontáneamente, desde tu corazón.

Cuando perdonas, practicas el desapego, porque con el perdón sueltas todo aquello que tu Ego retiene y recuerda como algo malo o como daño causado por otros.

Cuando perdonas limpias todos los sentimientos negativos que te causan dicha emoción, te liberas de la rabia, del odio y la amargura y te sientes en paz, porque no guardas sentimientos de odio, ni rabia, ni amargura que dañen tu corazón.

Perdonar significa renunciar al lenguaje de la culpa y la autocompasión y a no seguir adelante con las heridas del pasado.

Significa perdonar íntimamente, sin esperar que nadie lo comprenda. Significa dejar atrás la actitud del "ojo por ojo", que sólo causa más dolor y la necesidad de más venganza, sustituyéndola por una actitud de amor incondicional.

El perdón nos libera el corazón y con ello demostramos que sabemos amar; con el perdón otra persona es liberada de las angustias, rencores, orgullo, tristeza, nuestra.

Con el perdón se restaura nuestro interior y la relación con quien nos hayamos disgustado. Con el perdón, enseñamos a otras personas a perdonar y a ser perdonadas.

Cuando perdonas asumes la responsabilidad de tu propia vida, porque sabes que todo lo que ocurre en tu vida es tu responsabilidad y no de otras personas. Reconoces que tú estás a cargo de tu vida y no piensas que otras personas o fuerzas externas a ti controlan tu vida, porque tienes confianza en tu Ser y sabes que todos los hechos de tu vida están en sincronía con el Universo.

Cuando perdonas, sabes que lo ocurrido con esa persona es un aprendizaje que la vida quiere que asimiles y eso te dará mayor conciencia y más sabiduría.

La mente Egotista siempre hace a otra persona responsable de lo que nos ocurre, es siempre el otro el que te está haciendo sufrir. Tu mujer te hace sufrir, tu marido te hace sufrir, tus padres te hacen sufrir, tus hijos te hacen sufrir. Tu jefe te hace la vida difícil, o el sistema financiero, o la sociedad, la ideología política dominante en el país, la estructura social; o el destino, el karma, o Dios. Cualquier cosa externa siempre es culpable que tu vida sea solo sufrimiento, problemas y dificultades.

Cuando te conectas con tu corazón, comprendes perfectamente que tú y nadie más que tú determinan tus reacciones emocionales por lo que te acontece en tu vida.

Cuando buscas culpar a elementos externos por lo que te pasa y por lo que sientes, en ese momento pierdes tu poder, pierdes tu confianza, y te conectas con tu mente Egotista, te pones en el papel de víctima y de esa manera creas tu dolor, te paralizas y no tomas las acciones necesarias para salir de allí y entras en depresión.

Cuando perdonas, asumes la responsabilidad de tu propia vida, esto significa ser consciente de la multitud de opciones que tienes en tu vida. Te das cuenta que a lo largo del día, puedes elegir cómo sentirte, te das cuenta que eres el co-creador de tu día. Cuando se te presente una situación difícil en tu vida, puedes pensar *"Puedo elegir pensar otra cosa"*. *"Puedo hacer algo que me entregue paz"*. La elección es tuya, solo tuya.

Asumir la responsabilidad significa dejar de culpar a los demás por lo que ocurre en tu vida y por lo que sientes. Normalmente, culpamos a las personas que nos rodean, por lo que no sabemos controlar nosotros mismos. Culpamos al vecino, a tu esposa, al jefe, al hijo, o por culpa de la economía, o por culpa de mi madre, mi padre o por culpa de mi amigo. Todos son culpables de lo que me pasa o de lo que siento.

Cuando asumes la responsabilidad de tu propia vida, estás en conexión con tu corazón, eso significa que tus energías están vibrando a una frecuencia alta, lo cual significa que atraerás las energías de amor del Universo. En cambio, cuando estás conectado con tu mente Egotista, emites energías vibracionales bajas, y atraes todas las energías negativas, las cuales están vibrando a baja frecuencia.

El perdón, como acto de amor incondicional, vibra en alta frecuencia. Por ello, cuando te perdonas a ti y perdonas a otras personas, comienzas a vibrar en alta frecuencia, y por ello, en tu vida atraes energías de alta frecuencia, es decir atraes cosas positivas.

Agradecer.

La actitud de la mente egotista es siempre centrarse en la escasez, en lo que te falta, le estás comunicando al Universo que necesitas más y que no te sientes agradecido por lo que ya tienes. Esto es porque el Ego nunca está conforme con lo que tiene, siempre quiere más.

En cambio, tu corazón está lleno de gratitud y te sientes agradecido por todo y como no te centras únicamente en lo que te falta, estarás conectado con tu Ser y tu corazón.

Agradecer es la expresión del reconocimiento de la Unicidad, de la Energía Universal que actúa en colaboración con tus deseos. Es decir, cuando agradeces estas conectado con tu corazón.

La naturaleza de la gratitud confirma nuestra plenitud y abundancia, y reconoce que somos los receptores de la generosidad de otros, de la vida y del Espíritu Universal. La naturaleza de la gratitud es la respuesta completa y plena del corazón humano a todo lo que hay en el Universo.

Agradecer es una forma de reconocer que no hay que dar nada por sentado, es una muestra del desapego, porque agradezco por lo que tengo ahora y sé que mañana no lo tendré y, lo que es más importante aún, constituye una expresión del amor incondicional a la fuerza del Universo. Es una forma de reconocer que tu Ser, que está dentro de nosotros, es la misma energía que sostiene toda la vida sobre el planeta.

La gratitud, entonces, representa a la totalidad de nosotros mismos. Cuando nos sentimos agradecidos y damos las gracias, cuando enviamos esta clase de energía positiva al mundo, del mismo modo que hicimos al agradecer por la manifestación del deseo de nuestro corazón, nos sentimos completos y conectados con el Universo.

La gratitud nos permite sentirnos más conectados con aquello hacia lo que estamos agradecidos. Anula cualquier sentimiento de separación y perturbación con tu corazón. La naturaleza de la gratitud ayuda a disipar la idea de que no tenemos suficiente, de que nunca tendremos suficiente, y de que nosotros mismos no somos suficientes.

Al comprender la naturaleza de la gratitud, podemos identificar más claramente aquellas cosas que hay dentro de nosotros mismos y que son obstáculos para poder practicar la gratitud. Esa relación nos ilustra cómo todo está interconectado y es interdependiente, incluidas las manifestaciones de nuestras vidas.

La gratitud es un proceso interior. Es una actitud de agradecimiento que se mantiene incluso cuando las cosas no aparecen en la forma que nos gustaría. Cuando eres consciente, vives tu presente y estas conectado con tu corazón y agradeces por todo lo que ocurre en tu vida, incluso aquellas cosas que no estaban en tus planes.

Agradece por todo lo que tienes, como dijo nuestra gran folclorista Violeta Parra: - *"Gracias a la vida que me ha dado tanto..."* -. Da gracias por tus padres, aunque ellos no hayan sido como habías querido que fuesen; pero gracias a ellos estás en este mundo.

Da gracias por tus hermanos, tus familiares. Gracias a ellos, cada día tienes lecciones de vida. Da gracias por tu trabajo, aunque no sea el que tú quieres, pero te da para alimentarte. Da gracias porque cada día abres los ojos y tienes un día más para vivir en este mundo. Da gracias por el sol, el frio, el calor, el aire, la naturaleza, los animales, Da gracias por todo, porque todo ello te alegra la vida, si notas que ellos existen.

El que se queja y no agradece, siempre se siente estafado, frustrado y, en consecuencia, siente envidia y amargura hacia quienes parecen haber sido bendecidos con lo que a él le falta. El que se queja se siente aislado y separado de la bondad y del gozo, porque no está conectado con su corazón El que no agradece, no es consciente, porque no se da cuenta de todo lo que la vida le regala día a día. El que no agradece es controlado por su mente y aún no es consciente de ello.

Agradecer por todo lo que la vida te regala, es producto del amor incondicional, que está en tu interior y que renace cuando te conectas con tu Ser.

Sé agradecido con todas las personas, con aquellos que te han ayudado, con aquellos que te han puesto obstáculos, con aquellos que han sido indiferentes contigo. Sé agradecido con todos, porque todos juntos están creando el contexto para que puedas lograr tu transformación, y puedas lograr tu conexión con tu amor y con tu Ser.

Agradécele al que te hizo daño, porque gracias a esa persona aprendiste algo valioso para tu crecimiento.

Agradece a aquel que te insultó o te dijo algo desagradable, te ayudó a que fueras consciente que no estabas conectado con tu corazón, cuando le respondiste. Porque si hubieses estado conectado, no habrías reaccionado a los insultos o las palabras desagradables. Si luego de responder te das cuenta que no lo deberías haber hecho, eso está muy bien, porque significa que fuiste consciente, que no eras ecuánime y que no estabas conectado y allí debes decir: - *"Gracias por darme cuenta. Para la próxima vez debo estar ecuánime y conectado"*.

Ser agradecido es un signo de la sincronía que tiene tu vida con el Universo. Es un signo de que estás en sincronía con las leyes de la naturaleza, con el desapego. Es un signo que estás viviendo tu presente en cada momento de tu vida. Es un signo que estás conectado con tu corazón.

La compasión.

Cuando en tu vida aparece el amor incondicional, entonces luego, nace en tu Ser la compasión. Ves a una anciana que necesita ayuda en tu camino y surge la compasión, ves a alguien que no tiene qué comer y surge la compasión, ves a alguien que necesita ayuda y surge la compasión en tu corazón.

La compasión es un sentimiento humano que se manifiesta a partir y comprendiendo el sufrimiento o la necesidad de otro ser. La compasión es un sentimiento, donde prima la empatía de experimentar en carne propia el sufrimiento o necesidad que el otro experimenta. Esto motiva la acción para erradicar ese sufrimiento o necesidad. Como tal, la persona compasiva es esencialmente altruista, libre de egoísmo, libre de Ego, y está conectada con su corazón.

Es fácil confundir compasión con empatía. La empatía es la capacidad de ponerse en el lugar del otro, es la habilidad de entender y respetar su pensamiento, sentimiento y conducta. Ser empático significa comprender intelectualmente el sufrimiento ajeno.

La compasión, en cambio, se diferencia de la empatía porque entiende el sufrimiento o necesidad percibida con el corazón, y por ello se despiertan las ganas de llevar a cabo una acción que atienda a dicho sufrimiento o necesidad con sabiduría.

También es común confundir la compasión con lastima. La lástima implica pasividad. Cuando sientes lástima, manifiestas un sentimiento pasivo, o lo que es lo mismo, expresa tristeza, pero ausente de acción, aunque estés viendo a alguien sufrir por alguna razón. La lástima es un sentimiento menos duradero, es pasajero.

Las personas que sienten lástima en lugar de compasión suelen verse en un plano superior a la persona que está sufriendo, es decir, entre la persona que siente lástima y la persona que sufre hay una distancia que puede ser física, moral, psicológica, cultural, social, económica. Cuando hay lastima, hay Ego, tu mente Egotista está presente y no hay amor incondicional.

En algunas oportunidades, las personas confunden la compasión con sentimientos de aflicción. Es útil distinguirlos claramente. La compasión no nos hace víctimas del sufrimiento, mientras que el afligirse por otro sí lo causa a menudo.

A veces nos ocurren que vemos a alguien pasando algún tipo de situación difícil o necesidad y eso acaba despertándonos una sensación de sufrimiento. Nos ponemos en el lugar del otro y generamos dentro de nosotros un sentimiento, mezcla de tristeza y ganas de ayudar, sumado muchas veces al sentimiento de impotencia cuando no podemos hacer nada. Este sentimiento de pena y aflicción siempre está asociado a un apego por la persona y la situación que está viviendo. Esto ocurre cuando sentimos lástima.

Ver a alguien en alguna situación de sufrimiento también puede despertar un sentimiento de culpa, por estar bien, mientras que el otro no lo está. Siendo así, nos ponemos inmediatamente en un estado de sufrimiento a través del sentimiento de pena y pensamos que de esa manera podemos llevar su pena o sufrimiento.

En cambio, la acción compasiva puede ir a neutralizar la causa del sufrimiento, pero su motivación principal es acompañar en el dolor con coraje y fortaleza mientras esté presente. La compasión es un sentimiento movilizador porque busca el cuidado y la atención del que sufre o necesita.

La persona compasiva actúa desde la integración, no desde la pena y el sufrimiento, sino que desde noción de que no existe separado del otro, de que el bienestar de los demás es su propio bienestar y que la existencia de un yo individual fijo, estable, autónomo y separado del mundo es una ilusión. En la compasión se vive verdaderamente la conexión que todos los seres humanos tenemos.

El sentimiento de la compasión sin restricciones es uno de los más bellos sentimientos que una persona puede experimentar, proporcionando un valioso significado y propósito a toda vida humana. Su presencia se celebra como una riqueza interior y como una fuente de felicidad.

Un requisito para cultivar la compasión es necesario un sentimiento de seguridad. Es más fácil sentir compasión si hay seguridad, y muy difícil si no la sentimos. Es la seguridad que da el amor incondicional, al estar conectado a nuestro corazón. Por lo tanto, para desarrollar una vida compasiva, es imprescindible vivir en el presente y estar en plena conexión con tu corazón y tu Ser.

La compasión se manifiesta, por ejemplo, hablando con delicadeza, con dulzura, con respeto, con amor, quitando el frío, el hambre, la sed; dando cobijo, aliviando enfermedades y dolores, dando trabajo, colaborando con los que lo necesitan. Podemos hacerlo dando serenidad, consolando, acariciando, animando, mirando, fortaleciendo.

Para ser compasivos no necesitamos grandes cosas, sino que solamente cultivar el amor en nuestro corazón.

Hay muchos ejemplos de personas compasivas en el mundo, muchas personas que anónimamente regalan su compasión a otros seres humanos. Sin embargo, un ejemplo por todos conocidos de compasión fue la Madre Teresa de Calcuta, quien entregó su vida por los necesitados y desposeídos.

Cambiando tu vida con el corazón coherente.

Como te dije anteriormente, cuando te conectas con tu corazón puedes lograr que tu vida cambie porque llegará más amor a ella.

También al conectarte, puedes ser co-creador de tu vida, al colocar una intención de lo que deseas en tu vida mientras estas conectado a tu corazón.

Este ejercicio es muy útil para sanarse de alguna dolencia, o para conseguir, abundancia, prosperidad, trabajo o lo que quieras que llegue a tu vida.

Este ejercicio sólo puedes hacerlo cuando ya tengas la práctica y el hábito de conectarte con la coherencia de tu corazón, de otra manera te será difícil conseguir el objetivo deseado.

Para ello, siéntate con la espalda recta cierra tus ojos.

Respira lentamente en ritmo de 5 tiempos para inhalar y 5 tiempos para exhalar.

Lleva la atención al centro de tu pecho.

Siente que el aire sale y entra por tu centro corazón.

Mantente sintiendo tu respiración.

Siente una emoción elevada.

Lleva el sentimiento elevado al centro de tu pecho.

Mantente sintiendo tu respiración y la emoción en el centro corazón.

Mantén tu atención en tu respiración y en la emoción, por unos minutos..

*Manteniendo tu poderosa atención en tu corazón, pones la intención creativa de lo que quieres ver manifesta*do a través del Amor, en tu realidad.

Imagina que tu intención o deseo está ocurriendo ahora, mientras sientes tú respiración y la emoción elevada en tú pecho.

Mantente por unos minutos viviendo tu intención o deseo, mientras permaneces en la emoción elevada.

Finalmente, agradece al Universo porque tu deseo se ha manifestado.

Ahora regresa al presente, trayendo tu atención al lugar donde estás.

Cuando te sientas listo(a), puedes abrir tus ojos.

Si tu intención tiene que ver con alguna enfermedad, cuando imaginas tu deseo, envíale al órgano afectado y a todas sus células, la energía del amor que estás sintiendo en tu centro corazón y junto a ello, visualízalo que está sano y con buena salud. También en ese momento puedes repetir mentalmente tres veces: *"Mi (órgano) está sano"*

Lo importante de este ejercicio de co-creación con el Universo es mantener unidos a la respiración muy lenta, con el sentimiento elevado del amor y con la visualización de tu intención, por unos minutos, los más que puedas mantenerlos.

Practica este ejercicio hasta que tu intención haya sido realizada, En todo caso, todo dependerá de la armonía que logres entre tu intención y tu sentimiento elevado, al momento de hacerlo.

Lo importante de esta práctica es el desapego. Esto significa que cuando terminas de hacer el ejercicio no debes pensar si resultará o no. No debes tener ansiedad por el resultado. Todo eso indica que estas usando tu Ego y no tu corazón. Solo debes tener fe y la firme determinación que todo resultará como quieres. Tampoco colocar plazos para que se realice, en el Universo no existe el tiempo, y eso sólo indica que estás usando tu Ego y no tu corazón.

EPILOGO

Si no comprendes aun lo que significa observar la vida con los ojos del corazón, te puedo decir que, tu Ser es perfecto, pero tu Ego es imperfecto. Por ello, cuando tomas decisiones desde el Ego, es decir desde tu mente, estas son imperfectas. En cambio, cuando tomas decisiones desde tu Ser, es decir desde el corazón, estas son perfectas y te traerán paz, armonía y felicidad, porque estas decisiones son basadas en el amor incondicional.

Cuando observas la vida con los ojos del corazón, lo que haces es ver tu realidad desde otro punto de vista, ves tú realidad con otro cristal, con el cristal del corazón, desde los ojos del corazón, desde los ojos del amor incondicional que hay en tu Ser.

Verás tu vida de manera distinta, porque lo que hoy ves como problemas, ya no serán problemas. Lo que hoy ves como dificultades, ya no serán dificultades, solo serán oportunidades de crecimiento. Lo que ves hoy como sacrificio o sufrimiento, ya no será sufrimiento ni sacrificio, sino que tendrás ganas de vivir la vida tal y como se te presenta.

Cuando observas la vida con los ojos del corazón, no tienes miedo, no tienes inseguridad, no tienes desconfianza de nada ni de nadie, porque tu energía vibracional está a una frecuencia mayor y por ello, todo lo que llega a tu vida lo agradeces y lo perdonas todo, porque los ojos del corazón están llenos de amor incondicional.

Si crees que lo que te digo es algo utópico o que no se puede lograr. Te digo no es utópico desde el momento que hay personas que han transformado su vida y lo están viviendo y experimentado en este mismo momento. Una de esas personas es quién te hace este relato.

Este camino del amor y de la conciencia, es igual a ese tallador que hace su obra de arte en una madera. Toma un trozo de madera, y cada día, estilla tras astilla que elimina de ese trozo de madera que no necesita, va moldeando su obra, lentamente, astilla por astilla, hasta que, al cabo de un tiempo, la madera se torna en una bella obra de arte.

El camino del amor es igual, cada día a través del de la práctica de la coherencia del corazón, te vas cambiando poco a poco, vas eliminando lo que no necesitas y llegará el día que verás a tu vida con los ojos del corazón.

Cada día vas a ser más consciente, cada día vas viviendo el presente. Cada día estás más conectado con tu corazón y sin darte cuenta, comienzan a aparecer los compañeros del amor incondicional.

Cada día una molécula de energía de tu Ser, tiene su salto cuántico y vibra a mayor frecuencia, hasta que al final todas las moléculas de tu cuerpo están vibrando a una frecuencia más alta y no sabes cómo estás conectado con tu corazón y Ser y ves tu vida con los ojos del corazón.

Es un cambio gradual, lentamente, día tras día va cambiando tu vida, vas viendo que ya no reaccionas como antes, vas viendo que los problemas ya no son tan terribles y van disminuyendo. Las dificultades no son tan complicadas, y van disminuyendo. Todo va cambiando, lentamente, lentamente, pero definitivamente, definitivamente.

Observar la vida con los ojos del corazón no es otra cosa que dejar al Ego en un segundo plano y colocar en primer plano a tu corazón, a tu amor y a tu Ser. Dejar que él tome tus decisiones de vida, fundadas en el amor incondicional y pensando que todos somos la misma energía Universal que nos creó.

Esta vida es una maravillosa escuela, donde cada día aprendemos algo, pero lo más importante que debemos aprender es que vinimos a este mundo a ser felices, y para ello, no hay otra manera que vivir en el presente, conectado con tu corazón y tu Ser.

De otro modo, la felicidad sólo serán gotas de agua en el desierto, serán pequeños momentos reducidos a fracciones de segundos en una vida llena de problemas y dificultades, que es lo que te muestra tu mente egotista cada día.

La vida es una gran escuela donde aprendemos a amar a otros seres. Recuerda, y cada uno de nosotros debemos vivir una gran lección que es la energía negativa que debemos limpiar de nuestra mente subconsciente. Una persona que delinque debe limpiarse de la energía de la ambición, la persona que mata a otro ser humano, debe limpiarse de su agresividad, una persona que es envidiosa, debe limpiarse de su envidia. Así, cada uno de nosotros, sólo a través del amor, podemos limpiar todo lo que hay en nuestra mente.

En esta vida, todos tenemos una tarea que cumplir. Lo importante es que seas consciente para descubrir cuál es tu tarea, que debes descubrir a tu corazón y tu amor que hay dentro, para así poder limpiar esas energías negativas que traes, porque en algún momento de tu existencia, deberás hacerlo.

Por eso, cuando seas consciente de esto, cuando vivas tu presente, cuando te conectes con tu Ser, esta tarea se simplificará porque el amor incondicional transmutará esas energías negativas en energías elevadas.

Cuando ocurra ese cambio, tu vida cambiará, porque estarás al otro lado de la ventana mirándola, estarás desde otra perspectiva observando tu vida tal y como se presenta, tal y como es, sin reaccionar, sin preocuparse, solo con la ecuanimidad que te entrega tu Ser.

Espero que este libro te haya servido para guiarte en tu vida y para que hagas el cambio necesario para llegar a tu felicidad.

Si te das cuenta, eres consciente

Si eres consciente, conoces a tu Ser

Si conoces a tu Ser, puedes vivir tu presente

Si vives el presente, te conectas con tu Corazón

Si te conectas con tu Corazón, vives el amor
incondicional

Si vives el amor incondicional, podrás perdonas y
agradecer

Si perdonas y agradeces, eres compasivo

Si eres compasivo, veras la vida con los ojos del
corazón

Si ves la vida con los ojos del corazón, tu vida es
simple.

Si tu vida es simple, tendrás paz verdadera

Si tu vida es simple tendrás, amor verdadero

Si tu vida es simple tendrás felicidad verdadera

Si tu vida es simple, estarás liberado de tu mente.

"Que todos sean felices, que estén en paz, que se liberen, se liberen, se liberen"

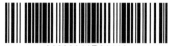

66239011R00113